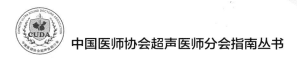

中国医师协会超声医师分会指南丛书

中国超声造影临床应用指南

中国医师协会超声医师分会　编著

人民卫生出版社

图书在版编目（CIP）数据

中国超声造影临床应用指南 / 中国医师协会超声医师分会编著 . —北京：人民卫生出版社，2017

ISBN 978-7-117-24246-2

Ⅰ.①中…　Ⅱ.①中…　Ⅲ.①超声波诊断 – 指南

Ⅳ.①R445.1–62

中国版本图书馆 CIP 数据核字（2017）第 044628 号

人卫智网	**www.ipmph.com**	医学教育、学术、考试、健康，
		购书智慧智能综合服务平台
人卫官网	**www.pmph.com**	人卫官方资讯发布平台

中国超声造影临床应用指南

编　　著：中国医师协会超声医师分会
出版发行：人民卫生出版社（中继线 010-59780011）
地　　址：北京市朝阳区潘家园南里 19 号
邮　　编：100021
E - mail：pmph @ pmph.com
购书热线：010-59787592　010-59787584　010-65264830
印　　刷：三河市潮河印业有限公司
经　　销：新华书店
开　　本：889×1194　1/32　印张：8
字　　数：206 千字
版　　次：2017 年 4 月第 1 版　2023 年 12 月第 1 版第 8 次印刷
标准书号：ISBN 978-7-117-24246-2/R·24247
定　　价：40.00 元

打击盗版举报电话：010-59787491　E-mail：WQ @ pmph.com
（凡属印装质量问题请与本社市场营销中心联系退换）

《中国超声造影临床应用指南》编写委员会

组　长
　　黄品同　浙江大学医学院附属第二医院

组　员（按姓氏笔画排序）
　　王莎莎　广州军区广州总医院
　　冉海涛　重庆医科大学附属第二医院
　　吕发勤　中国人民解放军总医院海南分院
　　许幼峰　浙江省宁波市第一医院
　　严　昆　北京大学肿瘤医院
　　杜联芳　上海交通大学附属第一人民医院
　　李　锐　第三军医大学西南医院
　　杨敬春　首都医科大学宣武医院
　　何　文　首都医科大学附属北京天坛医院
　　陈　琴　四川省人民医院
　　罗　燕　四川大学华西医院
　　罗渝昆　中国人民解放军总医院
　　郑荣琴　广州中山大学附属第三医院
　　经　翔　天津市第三中心医院
　　郭燕丽　第三军医大学西南医院
　　唐　杰　中国人民解放军总医院
　　黄品同　浙江大学医学院附属第二医院
　　谢晓燕　中山大学第一附属医院

内容提要

　　本指南是中国医师协会超声医师分会邀请众多国内一流介入超声专家在前一版指南的基础上结合超声造影近年来的发展,经过多次讨论和认真修订、编写而成的。本指南在传承前一版指南的基础上,新增了超声造影应用于肺部及胸部、乳腺前哨淋巴结转移、涎腺、妇科、非血管腔道等疾病的内容,极大丰富了超声造影在临床的应用范围。为便于读者阅读,指南在章节编排方面也进行了一些调整,如在心脏造影部分中,把左心和右心造影分开描述;肝脏局灶性病变内容在肝硬化和非肝硬化背景下分别描述;肝脏介入诊疗超声造影和非血管腔道超声造影单独设立章节等。本指南力求将国内外超声造影新技术、新进展奉献给广大读者,进一步普及、规范和推广超声造影在临床的应用,旨在为从事超声诊疗工作的医师提供参考,是一部指导超声医师临床工作的规范性指导用书。

前　　言

中国医师协会超声医师分会自 2007 年成立以来,认真贯彻"监督、管理、自律、维权、服务、协调"的宗旨,积极推进超声规范化工作,前后出版了《血管和浅表器官超声检查指南》(2011 年 6 月)、《产前超声和超声造影检查指南》(2013 年 3 月)、《腹部超声检查指南》(2013 年 8 月)、《介入性超声检查指南》(2014 年 4 月)、《超声心动图检查指南》(2016 年 1 月),这为规范超声医师的诊疗行为起到了积极的作用。

超声造影是一项新型无创的医学影像学技术,被誉为超声发展史上的"第三次革命",近年来得到临床广泛认可,成为超声日常诊断中不可或缺的部分,也是未来重要的发展方向。中国医师协会超声医师分会于 2013 年出版了《产前超声和超声造影检查指南》,随着学科不断发展,临床实践经验增多,应用领域扩展,指南丛书也需要进行进一步的完善和充实。应广大超声医师要求,我分会于 2015 年组织成立了《中国超声造影临床应用指南》编写委员会,并于 2015 年 11 月在北京正式启动《中国超声造影临床应用指南》的修订和编写工作。编写委员会由黄品同教授担任组长,并由 18 位超声造影界的知名专家组成。

在修订和编写《中国超声造影临床应用指南》的过程中,编写委员会做了大量细致的工作,广泛征求意见,结合国内外相关指南和相关文献,在前一版的基础上,根据我国超声造影现状,通过电子邮件、微信和视频会议多次交流沟通,对指南进行反复的讨论和修改,形成初稿。2016 年 10 月,召开了《中国超声造影临床应用指南》修订研讨会,超声分会领导班子及编写委员会对初稿进行讨论,并提出修改意见。研讨会后,编写委员会根据专家提出的意见,并根据相关专家的建议,再次进行了修改。

历经 1 年多时间,《中国超声造影临床应用指南》终于出版面世,这是中国医师协会超声医师分会在推动中国超声事业发展过程中的又一贡献,相信本指南的推出一定会为规范超声医师超声造影检查、提高诊疗水平做出贡献。在此,谨代表中国医师协会超声医师分会向以黄品同教授为组长的编写委员会表示感谢,同时也向积极支持指南编写的超声界老专家、老前辈及各位同仁表示衷心的感谢。

由于时间仓促,知识水平有限,书稿难免存在一些问题,欢迎广大超声医师提出宝贵意见,以便于今后再版或修订。

中国医师协会超声医师分会

何　文　唐　杰

2017 年 2 月

目　　录

第一章 总 论

一、定义

本指南叙述的超声造影（contrast enhanced ultrasound，CEUS）是指已在我国上市使用的微泡超声造影剂（ultrasound contrast agent，UCA）和低机械指数（mechanical index，MI）的超声造影成像技术。

二、超声造影物理基础与成像原理

超声造影技术的物理基础是利用血液中超声造影剂气体微泡在声场中的非线性效应和所产生的强烈背向散射来获得对比增强图像。超声造影剂的气体微泡在不同强度（机械指数 MI）的声场中会呈现不同的反应和变化。当 MI 较小时，会产生非线性谐波信号。利用微泡在低 MI 声场中的这一特性，采用不同的脉冲编码技术（同向、反向、序列脉冲编码等），选择性地提取由微泡造影剂产生的非线性谐波信号而滤除组织产生的线性基波信号，从而实现器官和组织的实时血流灌注显像，这就是目前临床常规使用的各种低机械指数实时超声造影成像技术的基本原理。当 MI 较高时，微泡会发生瞬间爆破，同时释放短暂而强烈的非线性谐波信号。通过发射高 MI 声脉冲瞬间击碎声场中的微泡，再转换至低 MI 条件，就能动态观察微泡造影剂的再灌注过程，定量评估器官、组织及病灶局部血流灌注情况。

超声造影显像技术与 CT 和 MRI 增强显像的最大区别是超声造影是纯血池造影显像。目前临床应用的超声造影剂为微气泡,粒径通常为 2~5μm,经外周静脉注入后,能自由通过肺循环,再到体循环,到达靶器官或组织,但不能穿过血管内皮进入组织间隙,因此决定了超声造影是一种纯血池显影技术。

三、设备要求和检查条件的设定

必须使用具备 CEUS 功能的超声检查仪及与其匹配的探头。各厂家推出的造影成像软件的名称虽有不同,技术原理都是在尽可能获取超声场内微泡非线性谐频(谐波)信号成像的同时,尽量减少来自组织的信号,从而获得高信噪比的成像。目前 CEUS 检查主要采用低 MI 实时成像的方法,高 MI 间歇成像很少单独使用,多与低 MI 成像配合。仪器还必须具备较强的图像资料动态存储功能。正确的设置超声显像和扫描方式对避免产生伪影很重要,组织显影不佳的两个最常见的原因是不适宜的 MI 和增益设置。

检查条件的具体设定主要包括:

1. MI 的调节　目前国内使用的超声造影剂只能耐受较低的声压,MI 不宜超过 0.2。

(1) 根据不同造影软件的成像效果调整 MI,直至获得最佳的微泡 - 组织信噪比。

(2) 根据目标病灶的回声、位置、深度等条件,适当调整 MI 以获得最佳对比增强成像。如病灶位置较深,适当调高 MI 有助于观察病灶的对比增强情况,但会增加微泡破坏和缩短成像时间。

(3) 低 MI 与高 MI 成像配合的方法是在造影剂尚未过峰值前自动或手动将仪器的发射功率或 MI 调节至较大值,把探测范围内的微泡击破,然后再恢复到原来的低 MI 实时造影模式。此法可显示病灶的血流再灌注,也可借助肿瘤微血管成像模式显示病灶的血管结构。

2. 增益的调节 注射造影剂前使用增益自动优化功能或手动调节图像的增益及均匀性。以肝脏检查为例,调节后的图像以肝组织为无回声,仅膈肌、胆囊壁等显示为线状回声为准。

3. 深度和聚焦点 检查时应尽量将病灶置于扫查区域的中部,深度调节至能包括完整的目标病灶和适量的邻近组织。聚焦点常规置于目标病灶的底部水平,为了得到均匀性更好的图像,可以增加聚焦点的数量,但一般不宜超过 2 个。

4. 帧频的调节 一般设定为 8~20 帧 / 秒,帧频过低将降低时间分辨率,不利于实时显示;帧频过高则因单位时间内发射的超声波脉冲数增加而造成不必要的微泡破坏,影响微泡在靶目标持续时间,同时使造影成像时间缩短。

5. 探头频率的选择 根据检查部位深浅,可在中心频率 2~7MHz 范围内选择不同频率的探头,浅表部位一般选择频率相对较高的探头,反之,选择频率较低的探头。以肝脏检查为例,使用中心频率为 3.5MHz 左右的探头能获得良好的造影增强图像。

6. 动态范围的调节 适当的动态范围有助于真实地显示组织增强的差异。范围过低虽使对比度增加,但由明到暗之间的细节丢失过多导致图像粗糙;范围过高可获得细腻的图像,但明暗之间的对比度欠佳,不利于显示增强的差异。

7. 图像显示方式 对常规超声上容易捕捉的病灶造影时可采用单幅显示,必要时可在低 MI 的常规超声图像和造影图像之间切换,进一步确认病灶位置。对于不易显示的病灶,建议用双幅显示的方式,实时对比和确认扫查目标无误。

8. 计时器 预先打开时钟菜单,注射造影剂的同时启动计时器。

9. 造影中超声仪的调节 为获得最佳的图像,可随时调节增益或 MI。如果要兼做定量分析,每例检查的成像条件则应保持一致。

10. 图像存储 首先确认仪器存储空间是否充足,设置适当的存储条件和方案,造影检查开始的同时立即动态存储图像资料。为避免仪器内存不足而导致存图障碍、资料丢失或仪器数据处理缓慢等,在对图像进行分析并出具报告后,应及时拷贝出仪器中存储的图像资料。

四、操作人员技术要求

从事超声造影检查医师须具备执业医师资格,应熟悉超声造影技术物理基础、成像原理,能熟练掌握仪器设备的操作和调节,能鉴别伪像。熟悉超声造影诊断的优势和局限性。在从事超声造影检查前,应先通过观摩本领域的专家进行的超声造影检查来获得相关经验,从而掌握超声造影术语及正确的图像判读方法。此外,操作人员应熟悉并掌握造影检查的禁忌证,具备处理发生不良事件的能力。

五、超声造影检查准备及要求

1. 患者准备　患者进行腹部脏器超声造影检查时,应当空腹,避免胃肠道气体对图像干扰而产生漏诊及误诊。此外,胆囊在充盈良好情况下,有利于诊断胆囊疾病。浅表器官例如甲状腺、乳腺等超声造影检查,患者一般无需做特殊准备。详见具体章节。

2. 医师准备　了解患者的临床资料(病史、实验室和其他影像学检查)和检查目的,与患者本人和(或)家属说明情况,签署知情同意书。

3. 造影剂的制备和使用要求　由于不同种类造影剂的分类、保存、制备方式不尽相同,不同脏器造影剂的使用方式也不一样,因此在使用时须认真阅读说明书,按照说明书的要求进行配制和使用。

六、禁忌证

目前低 MI 造影检查相对而言是安全的,但上述生物学效应的临床意义尚不十分明确,因此如果需要用到较高的 MI

(>0.4),造影剂用量最好尽可能减低,辐照时间尽可能缩短。目前国内使用的造影剂的禁忌证如下:

1. 已知对六氟化硫或造影剂其他成分有过敏史的患者。

2. 近期急性冠脉综合征或临床不稳定性缺血性心脏病患者,包括正渐变为或进行性心肌梗死的患者;过去 7 天内,安静状态下出现典型心绞痛;过去 7 天内,心脏症状出现明显恶化;刚行冠脉介入手术或其他提示临床不稳定的因素(如最近心电图、实验室或临床所见提示的恶化);急性心衰,心功能衰竭Ⅲ/Ⅳ级及严重心律失常的患者。

3. 重度肺动脉高压患者(肺动脉压 >90mmHg)、未控制的系统高血压患者和成人呼吸窘迫综合征患者。

4. 孕妇和哺乳期患者。

七、不良事件处理

造影剂静脉注射后短时间内偶尔会出现面部潮红、头痛、恶心、心慌,部分患者仅表现为一过性咳嗽、打喷嚏等症状。注射点局部发热、红斑、皮疹、瘙痒等不适的发生率低于 0.1%。国外报道的致命性过敏反应率为 0.0001%。关于我国的并发症发生率,目前尚未统计。据中山大学附属第一医院 17509 例检查资料显示,发生一过性过敏样反应 2 例(0.01%),呕吐 4 例(0.02%),眩晕 3 例(0.02%),无相关死亡病例。使用造影剂前应仔细阅读说明书所列的各项条款,掌握适应证和禁忌证,遵守有关的注意事项,了解可能发生的不良反应。床边应配备抗过敏、抗休克及心肺复苏的物品和药物,以及生命监护仪等设备,以防不测。

八、超声造影检查图像采集要求及报告内容

1. 图像采集要求 应包括灰阶超声图像、彩色多普勒图像、超声造影各个时相的图像(至少每个造影时相采集 2~3 张典型图像)。灰阶图像应注明体表标志、病变测量等相关内容。

特殊部位检查参考具体章节。

2. 报告内容要求

（1）基本信息：患者的姓名、性别、年龄、住院号和床号、超声检查号、申请科室、治疗部位、申请目的、仪器和探头型号、造影剂种类／名称、注射部位、给药方式及剂量。

（2）图像部分：选取各时相典型的超声造影图像共计 4~6 张，特殊部位检查可根据需要适当增减。

（3）文字描述：通常按照以下顺序进行报告描述。

1）常规超声检查所见：应描述所检查脏器大小、形态、灰阶回声特征，描述病变部位、数量、大小、灰阶回声特征、彩色血流信息等情况。

2）超声造影检查所见：应依据造影检查时相顺序进行描述。增强早期应描述造影增强开始时间、增强程度、造影剂灌注模式、增强程度的均匀性；增强晚期应描述增强消退时间、增强程度。特殊部位检查报告要求见具体章节。

3）署名：包括医师签名、操作日期和时间、记录者姓名等。

第二章　颅脑超声造影

第一节　经颅超声造影

一、适应证

1. 对于声窗透声欠佳的患者,经颅彩色多普勒超声造影可以提供诊断信息,如颅内颈动脉狭窄的判断及颅内支架术后局部血流状态。

2. 急性脑卒中患者大脑超声造影灌注量化分析评价预后。

3. 颅内动脉瘤及颅内动静脉畸形范围及血流状态评价。

二、检查前准备

一般无需特殊准备,造影前需经颅二维灰阶超声检查,确定声窗是否可以进行经颅超声造影检查,了解受检者临床资料,排除禁忌证,并签署知情同意书。

三、检查方法

1. 仪器条件　探头:电子相控阵探头,频率2.0~3.5MHz。

(1) 检测深度:3~10cm。

(2) 彩色多普勒取样框宜小,能包括被测血流即可。

(3) 彩色多普勒血流速度标尺0.50~10.0cm/s,由于注入造影剂后,可能出现"开花状"伪像,妨碍测量的准确性,可通过降低总增益或减慢造影剂注射速度来减少或避免这种伪像。

（4）频谱多普勒：使用脉冲波多普勒，速度标尺使用30~150cm/s。

2. 体位　以仰卧位为主，检查椎、基底动脉时俯卧位或坐位。

3. 声窗　成人常用的声窗主要有颞窗及枕窗。颞窗位于颧弓之上，耳廓之前、上、后方，常用的颞窗位置是耳廓上方。横切扫查显示脑中线结构、背侧丘脑、第三脑室、侧脑室，还可显示大脑血管。枕窗位于枕大孔处，探头对准枕大孔并斜向上方，可以显示颅内椎动脉、基底动脉以及直窦。其他可以使用的声窗包括眼窗、额窗及顶窗等。

4. 超声造影剂　造影剂制备及注射要求参见造影剂说明书。

四、观察内容

1. 颅内血管　从颞窗可显示大脑中动脉、大脑前动脉、大脑后动脉、后交通动脉、基底动脉、大脑浅中静脉、横窦、直窦、颈内动脉末端。从枕窗可显示颅内椎动脉、基底动脉以及直窦。

2. 动脉血流速度参数　测量收缩期峰值速度（Vs）、舒张期峰值速度（Vd）、平均速度（Vm）、速度时间积分（VTI，单位cm^2）、搏动指数（PI）、阻力指数（RI）、收缩/舒张比值（S/D）等。需要注意的是，注射造影剂后可导致最大血流速度假性增高（15%~36%），这会影响动脉狭窄的流速分类标准。

3. 颅内占位性病变　颅内动脉瘤及动静脉畸形的位置、大小及血流动力学参数。

五、临床应用

1. 提高颅内血管的显示率　在声窗较差的情况下，经颅彩色多普勒超声造影可明确是否存在闭塞，并有助于低速血流的显示。经枕骨大孔的彩色多普勒超声造影可增加检测深度,从而有利于确定颅内段椎动脉、基底动脉及小脑上动脉的血流情况,有助于明确诊断。

2. Willis 环血流显示　对于颈内动脉狭窄及颅骨透声窗较差患者,Willis 环的准确显示对于评估脑梗死非常重要。若无侧支循环患者进行颈动脉内膜剥脱术,则极易导致颅脑缺血受损,经颅超声造影可为该人群的临床处理提供帮助。

3. 大脑中动脉支架术后评估　对于大脑中动脉支架术后且颅骨透声窗较差患者,经颅彩色多普勒超声造影可明显提高支架附近血流的显示,明确局部血流状态及有无再狭窄的发生。

4. 颅内动脉瘤及动静脉畸形　经颅超声造影检查可提高超声对小血管和深部血管的显示能力,使颅内血管显示得更加清晰。经颅超声检查可显示颅内动静脉畸形的供血动脉、畸形血管团及引流静脉,可显示颅内动脉瘤的位置、大小、形态及有无血栓形成等信息,在颅内动静脉畸形及颅内动脉瘤患者的筛查中发挥重要作用。经颅超声造影可以提高颅内动脉瘤及动静脉畸形的血流显示,提高病变的检出率及诊断信心。

5. 脑血管病患者颅脑血流灌注成像　超声造影灌注显像可改进对急性期脑血管病患者的预后评估。团注造影剂后,可用时间强度曲线获取感兴趣区的标准化灌注特征定量参数(达峰时间、峰值强度、曲线下面积等)。

6. 出血性脑卒中　将经颅超声造影应用于脑出血患者可为临床诊断及治疗提供更多有价值的信息,血肿显示较经颅超声更为清晰,能够明确血肿的形态与边界。

六、局限性

经颅超声造影对于在常规灰阶图像上不能显示颅内结构及血管的患者价值有限。对于大脑中动脉闭塞患者,系统性溶栓治疗及反复使用超声造影剂超过 1 小时的超声扫查,可加快血管再通,并增加梗死区内出血的风险。

七、报告内容及要求

1. 颅内血管有无狭窄、狭窄位置及狭窄程度,并描述局部血流动力学变化。

2. 颅内占位性病变的位置、范围及局部血流动力学特点。

第二节　颅脑术中超声造影

一、适应证

1. 了解颅内占位性病变的血流灌注情况。
2. 颅内动静脉畸形。
3. 颅内动脉瘤。
4. 术中判断病变是否完全切除。
5. 判断颅脑损伤后脑组织是否存活。

二、检查前准备

术前应了解患者病史,并全面复习影像学资料(CT、MRI、DSA),了解患者手术体位及手术切口的位置,以更好地理解术中超声所探测到的颅内结构。严格掌握超声造影检查的适应证及禁忌证,与神经外科医师及麻醉科医师共同评估患者术中能否接受超声造影检查,并向受检者及家属说明情况,与之签署知情同意书。

三、检查方法

1. 仪器设备　配备术中专用探头的实时灰阶超声仪,同时配备具有超声造影功能及时间强度曲线分析软件。颅脑术中超声常用的探头为小凸阵探头、冰球棍形探头、笔式探头等,频率多为 5~12MHz。

2. 人员要求　术中超声建议超声医师具有一定的神经

解剖学、神经影像学和神经外科学的基础知识和技能,能够正确阅读 CT、MRI、DSA 等影像学资料,熟悉神经外科不同部位肿瘤的手术体位、手术入路及手术方法。同时,应用术中超声的神经外科医师也应接受相应的超声知识培训,能够识别超声图像的方位和基本特征,熟练掌握超声扫查手法和技巧。

3. 探头的无菌处理　在颅脑术中超声检查的过程中,一定要严格遵守无菌操作的原则。探头可用甲醛熏蒸或环氧乙烷消毒。无菌塑料套是一种安全又便捷的方法。

4. 扫查方法　超声扫查时首先确认探头的扫查方位,然后对手术视野进行纵切和横切的系列扫查,根据病变的深度合理调节仪器、正确使用相应的探头。造影剂制备及注射要求参见造影剂说明书。

四、观察内容

1. 观察颅内脑肿瘤位置、范围、脑血流灌注情况。

2. 观察颅内动静脉畸形范围、位置及颅内动静脉畸形的供血动脉及引流静脉。

3. 判断颅脑肿瘤术后有无残留,以及残留肿瘤范围与位置。

4. 观察脑外伤后局部脑组织血供情况,判断脑组织是否存活。

五、临床应用

1. 脑胶质瘤　脑胶质瘤(brain gliomas,BG)是最常见的颅内原发性肿瘤,占全部颅脑肿瘤的 40%~50%,包括星形胶质细胞瘤、少突胶质细胞瘤、中枢神经细胞瘤、室管膜瘤和髓母细胞瘤等。脑胶质细胞瘤多呈浸润性生长,无明显边界,肿瘤周围常有不同程度脑水肿。术中常规超声表现为不均匀强回声,多显示为边界不清晰;恶性程度较高,生长速度较快的胶质瘤常见囊变及坏死,肿瘤生长活跃区可见较丰富血流信号;部分肿瘤周围可见指样水肿带,水肿组织回声较肿瘤组织回声略偏低，且沿脑回向外伸展表现为"手指样"。术中超声造影可以反映肿瘤的灌注情况，并使肿瘤边界显示更清晰，可以精确实时显示肿瘤的位置、肿瘤内部血管、与邻近血管的关系，并有助于评估胶质瘤的分级。同时，超声造影有助于鉴别脑水肿与脑胶质瘤。

2. 脑动静脉畸形　动静脉畸形（arterior-venous malforma-tion, AVM）是由发育中的皮质表面原始血管丛异常连接演变而来，可发生于任何组织，包括供血动脉及引流静脉，血管内径不一，静脉血管常有节段性扩张，甚至呈囊状。术中超声病灶常表现为回声不均匀的强回声，伴或不伴有低回声区，边界欠清，相邻脑组织回声稍增强，无明显边界；在彩色多普勒血流成像上表现为彩色镶嵌的血管团，形态不规则，边界清晰；供血动脉较正常动脉明显增粗，走行弯曲，流速增加，彩色血流信号明亮，血流方向指向畸形血管团，多普勒频谱呈高速低阻型，收缩期与舒张期流速均增高，以舒张期增高明显，频谱增宽，不规整，频窗消失，较正常血管 RI 值明显降低；引流静脉粗大，流速增加，血流方向为离开畸形血管团，多普勒频谱于收缩期出现类动脉样波峰。术中超声造影可以实时获得 AVM 的血供信息，实时观察其充盈过程，从而区分供血动脉与引流静脉，明确供血动脉的数目及其与正常血管的关系。

3. 残余肿瘤的判断　肿瘤组织切除越完全，则患者术后复发的可能性越低。超声造影可以提高诊断的准确性。超声造影诊断肿瘤残留参考标准：肿瘤切除后，超声造影检查术腔壁内或表面见异常造影剂高增强区，呈团状高增强，或环绕于手术腔表面的带状高增强区，厚度≥5mm。

4. 脑外伤　外伤性脑内血肿超声多表现为团状高回声，内部及周边可伴不规则低回声区，边界不清。深部血肿多位于脑白质内，系深部血管破裂所致，可破入脑室。硬膜外血肿常为脑膜中动脉破裂所致，出血积聚于硬脑膜与颅骨内板之间，超声显示为靠近颅骨内板边缘清晰的梭形高回声，内可伴多发点状低回声。术中超声造影可判断病灶内脑组织的存活情况,即病灶内的造影增强区提示有脑组织存活,而无增强区提示该区无存活脑组织或该区无血流供应脑组织濒临坏死,进而可对病灶类型做出判断,并对外伤灶内的脑组织存活情况及分布范围做出判断。

六、局限性

颅脑术中超声造影检查局限性较少,但是若骨瓣过小,超声探头无法直接接触到脑表面或硬脑膜,或手术后残腔内贴敷止血材料,都会影响超声造影检查。

七、报告内容及要求

1. 常规灰阶超声描述病灶的数目、大小、位置、边界、与周围组织结构的位置关系,对脑室、中线及重要组织结构有无挤压。彩色多普勒超声描述病灶内部及周边的血供情况,病灶对颅内正常血管有无挤压和侵犯。

2. 超声造影检查应详细描述病灶及周围正常脑组织开始增强时间、达峰时间、峰值强度及造影剂廓清时间,造影后超声显示病灶的大小、边界、与周围组织的位置关系变化情况。

3. 常规超声及超声造影提示。

第三章　涎腺超声造影

一、适应证

1. 涎腺肿块的超声诊断与鉴别诊断。

2. 有可疑涎腺恶性肿瘤转移的颈部肿大淋巴结时,判断淋巴结的性质。

二、检查前准备

一般无需特殊准备,充分暴露颈部。

三、检查方法

1. 超声造影剂　造影剂制备及注射要求参见造影剂说明书。超声造影剂经外周静脉团注,每次用量为 2.0~2.4ml(用量以造影效果达到最佳为宜,必要时可用 4.8ml)。如需多次注射,间隔时间至少大于 10 分钟,以保证循环中的微泡已经清除。

2. 仪器、探头及超声造影条件设置

(1) 仪器:配有超声造影成像技术的超声诊断仪及与之匹配的高频探头。

(2) 条件设置:选择预设与甲状腺造影条件相同。机械指数(MI)0.05~0.08,单点聚焦置于病灶深部边缘,调整增益抑制涎腺背景回声,下颌骨、面动脉解剖结构等维持在隐约可见水平。

3. 患者体位　同常规涎腺超声检查的体位。患者充分暴露颈部,并在造影检查过程中保持体位不变。

4. 超声造影方法

(1) 首先使用常规超声显示涎腺内病灶。对于多发病灶者,选取常规超声可疑恶性病灶为造影对象。调整探头位置、增益、脉冲重复频率(PRF)、壁滤波,在基波状态下将图像调至最佳。

(2) 选定涎腺病灶最大切面或血流最丰富切面(一般均要显示部分周围正常腺体组织作对照),切换至造影模式。必要时选取横切及纵切两个切面分别造影。

(3) 保持探头位置、体位等不变,调整好所需参数;同时制备好造影剂,并将 20G 套管针穿刺入患者外周静脉(一般选取肘正中静脉),建立静脉通道。

(4) 经外周静脉快速推注准备好的造影剂,同时嘱患者不做吞咽动作,防止病灶移位,避免深呼吸,连续实时观察病灶的动态灌注过程,并进行图像存储。若一次造影结果不满意,可在安全剂量内进行第二次造影剂注射,再次观察病灶的造影表现。若需定量分析,需持续固定探头位置不变,启动图像储存软件,储存时间 1~3 分钟。

(5) 注射造影剂后,除固定探头及固定体位观察病灶外也可以移动探头对涎腺进行全面扫查,有助于发现常规超声未发现的病灶。

5. 检查时注意事项

(1) 为防止出现造影剂的不良反应,检查室应配有心肺复苏设备及抢救药品。

(2) 应仔细询问病史、查阅病历,严格掌握造影剂禁忌证,避免不良后果。

四、观察内容

对于涎腺超声造影评价方法及指标目前尚无统一的标准。建议对涎腺病灶超声造影的观察内容以定性观察分析为主,将病灶与周围正常涎腺组织对照,观察结节的增强时间、增强强度分布、增强方向、增强水平、增强后肿块大小、增强环等表现。

1. 增强时间及廓清时间   将病灶组织内增强时间与正常涎腺组织的增强时间对照,早于正常涎腺组织增强为快进,晚于正常涎腺组织增强为慢进;病灶内造影剂廓清较正常涎腺组织快为快退,病灶内造影剂廓清较正常涎腺组织慢为慢退。

2. 增强后肿块边界   观察病灶与周围涎腺组织分界情况,分为边界清晰、边界不清。边界清晰指实质 50% 以上的病灶边缘清晰可见;边界不清是指不足 50% 的病灶边缘清晰可见。

3. 增强方向   病灶内血流灌注增强方向分为向心性、离心性、弥漫性增强。向心性增强指由病灶周边开始向中央增强;离心性增强指由病灶中央开始向周边增强;弥漫性增强指病灶周边及中央同时增强。

4. 增强水平   将病灶增强的强度与周围涎腺组织对照,分为高增强、等增强、低增强及无增强。高于周围正常涎腺组织增强者为高增强;等同于正常涎腺组织增强者为等增强;低于正常涎腺组织增强者为低增强;病灶内未见造影增强信号者为无增强。

5. 增强强度分布   均匀增强(病灶完全性均匀性增强)、不均匀增强(病灶不均匀性增强,其中有无增强区或低增强区)。

6. 增强后肿块大小   增强后与二维超声比较其大小,分为增大及无增大。

7. 时间 - 强度曲线   应用超声造影专用软件,对感兴趣区进行造影剂灌注的时间 - 强度曲线分析,得到开始增强时间、增强持续时间、达峰时间、峰值强度、廓清时间及曲线下面积等数据。

五、临床应用

1. 涎腺结节的良、恶性鉴别诊断   涎腺恶性结节均表现为早于正常涎腺增强;良性结节多数早于正常涎腺增强,也可表现与正常涎腺组织同步增强。

　　肿块内无增强区形态不规则,边缘呈虫蚀状,多数见于恶性肿瘤,如黏液表皮样癌、腺样囊性癌、腺泡细胞癌等恶性肿瘤以及炎性病灶、Warthin 瘤伴出血坏死;良性肿块无增强区相对规整,见于混合瘤、基底细胞腺瘤、神经鞘瘤。

　　良性结节多表现为向心性增强及整体弥漫性高增强;恶性结节表现为弥漫性高增强,动脉期可见粗大、走行扭曲的血管。

　　结节周边环状增强多见于良性结节,增强后结节大小无变化,见于基底细胞腺瘤、Warthin 瘤、混合瘤、肌上皮瘤及神经鞘瘤等良性肿瘤;有不完整的环状增强见于部分混合瘤、早期的恶性肿瘤;无环状增强,肿块边界不清且增强后结节增大见于恶性肿瘤,如黏液表皮样癌、腺样囊性癌、腺泡细胞癌。

　　相关文献报道,涎腺良恶性肿块在增强后边界、增强后周边有无环状增强、肿块有无增大等指标具有统计学差异,将增强后边界清楚、周边可显示环状增强及肿块无增大作为良性肿瘤的诊断标准;增强后边界不清、周边无环状增强及肿块增大作为恶性肿瘤的诊断标准,与术后病理结果对照,其准确性达 87.2%。

　　2. 涎腺结节性质及大小与涎腺肿瘤手术方式选择　超声造影后可以更准确地测量肿块的大小及界定肿块的边界,为手术方式及手术边界的确定提供了重要的信息。

　　混合瘤常突破包膜外呈浸润性生长,在包膜外形成肉眼不可见的子瘤,而 Warthin 瘤常为多中心性生长。因此腮腺良性肿瘤采用剜除术已经被摒弃。2003 年全国口腔颌面部肿瘤学术会议中提出,腮腺部分切除术(腮腺混合瘤瘤体外 5~10mm 的腺体部分切除,可以达到根治的效果)已成为腮腺良性肿瘤的主流手术方式。这种改良手术方式避免了 Frey 综合征的发生,降低了面神经损伤发生率,从而提高患者术后的生活质量。

　　3. 识别黏稠性囊性结节　鳃裂囊肿及涎腺潴留性囊肿囊液黏稠时表现为低回声,伴感染时可表现为边界不清,易误诊为恶性结节。注入造影剂后表现为低回声结节周边增强,内部无增强。囊肿伴感染时表现为囊壁呈厚薄不均增强。

4. 超声造影在引导涎腺结节细针抽吸活检中的应用　通过对超声造影显示的涎腺结节或病变内的增强活性区域进行细针抽吸活检,可能有助于提高涎腺病变活检的阳性率。

六、局限性

1. 涎腺肿块位置表浅,探头加压时会影响造影剂灌注,故建议对浅表肿块进行超声造影时探头要轻放。

2. 对于炎性病变由于肿块增强后边界不清、肿块增大,与恶性肿瘤增强方式重叠交叉,故可能误诊为恶性肿瘤,诊断时需询问病史、结合临床表现。

3. 涎腺的良性淋巴上皮病与淋巴瘤的二维声像图及超声造影几乎相同,难以鉴别诊断,明确诊断需免疫组化检查。

4. 对超声造影结果的最终判断必须建立在常规超声基础之上,包括病灶位置、大小、毗邻关系的确定等。

七、报告内容及要求

1. 常规超声　涎腺结节的常规超声表现及特征,包括定位、定来源等。

2. 超声造影　包括造影剂推注方式、次数、剂量,造影后病灶的增强表现,以及造影剂在排出过程中有无滞留(造影剂的廓清情况),并记录患者有无不良反应。

3. 常规超声及超声造影提示

(1) 定来源:(结节是来源于腮腺、颌下腺或舌下腺大涎腺,还是口底小涎腺)。

(2) 定位:结节是在腮腺浅叶还是累及深叶,是在腮腺下极还是上极,肿块是否在副腮腺。

(3) 提示结节是富血供还是乏血供。

(4) 提示是良性肿瘤还是恶性肿瘤。

(5) 最可能的病理诊断。

第四章 甲状腺超声造影

一、适应证

1. 甲状腺结节的超声诊断与鉴别诊断。

2. 甲状腺结节或病变穿刺活检部位的判断。

3. 有可疑甲状腺癌转移的颈部肿大淋巴结时，判断甲状腺结节性质。

二、检查前准备

1. 应告知患者并签署知情同意书。

2. 详细了解病史，严格掌握造影剂禁忌证，避免不良后果。

3. 为防止造影剂出现不良反应，应配有心肺复苏设备及抢救药品。

4. 检查前应避免甲状腺穿刺活检，以免影响诊断。

5. 充分暴露颈前区。

三、检查方法

1. 超声造影剂　造影剂制备及注射要求参见造影剂说明书。超声造影剂经外周静脉团注，每次用量为 1.2~2.4ml（用量以造影效果达到最佳为宜，必要时可用 4.8ml）。如需多次注射，间隔时间至少大于 10 分钟，以保证循环中的微泡已经清除。

2. 仪器、探头及超声造影条件设置

（1）仪器：配有超声造影成像技术的超声诊断仪及与之匹配的高频探头。

（2）条件设置：选择预设甲状腺造影条件，MI 0.05~0.08，单点聚焦置于病灶深部边缘，调整增益抑制甲状腺背景回声，维持气管、筋膜等在可见水平。

3. 患者体位　　仰卧位，在颈后及双肩后垫一枕头，头稍后仰，呈头低颈高位，充分暴露颈前及侧方。

4. 超声造影方法

（1）首先使用常规超声显示甲状腺病灶。对于多发病灶者，选取常规超声为可疑恶性病灶或拟行穿刺活检病灶为造影对象，调整探头位置、增益、脉冲重复频率（PRF）、壁滤波，在基频状态下将图像调至最佳。

（2）选定甲状腺病灶最大切面或血流最丰富切面（应尽量显示部分周围腺体组织作对照），切换至造影模式。

（3）保持探头位置、体位等不变，调整好所需参数。

（4）经外周静脉快速推注准备好的造影剂，同时嘱患者不做吞咽动作，防止病灶移位，避免深呼吸对超声造影观察的影响，连续实时观察病灶的动态灌注过程，并进行图像存储。若一次造影结果不满意，可在安全剂量内进行第二次造影剂注射，再次观察病灶的造影表现。

（5）注射造影剂后，除保持探头位置、体位等不变进行超声造影观察外，也可以对甲状腺进行全面扫查，有助于发现常规超声难以显示的甲状腺病灶。

（6）造影动态图像储存：在刚开始推注造影剂同时，启动计时软件，并启动图像储存软件，储存时间 1~3 分钟。

四、观察内容

1. 病灶边界　　观察病灶与周围甲状腺组织分界情况，分为边界清晰、边界不清。边界清晰是指实质 50% 以上的病灶边缘清晰可见；边界不清是指不足 50% 的病灶边缘清晰可见。

2. 增强方向　病灶内血流灌注增强方向分为向心性、离心性、弥漫性增强。向心性增强指由病灶周边开始向中央增强;离心性增强指由病灶中央开始向周边增强;弥漫性增强指病灶周边及中央同时增强。

3. 增强水平　将病灶增强的强度与周围甲状腺组织对照,分为高增强、等增强、低增强及无增强。高于周围甲状腺组织者为高增强;等同于甲状腺组织者为等增强;低于甲状腺组织者为低增强;病灶内未见造影增强信号者为无增强。

4. 增强强度分布　根据病灶组织内增强强度分布的均匀性分为均匀和不均匀增强。

5. 时间 - 强度曲线　应用超声造影专用软件,对感兴趣区进行造影剂灌注的时间 - 强度曲线分析,得到开始增强时间、增强持续时间、达峰时间、峰值强度、廓清时间及曲线下面积等数据。

五、临床应用

1. 甲状腺良恶性结节的鉴别诊断　甲状腺良恶性结节的增强模式总体上存在差别。研究表明,甲状腺恶性结节多数呈向心性或弥漫性低增强,但也有少部分呈等增强或高增强,分布均匀或不均匀。结节性甲状腺肿多呈弥漫性等增强,部分呈低增强,液化时呈无增强,分布均匀或不均匀。滤泡状腺瘤多呈弥漫性高增强,分布均匀或不均匀。结节周边环状增强多见于良性结节,特别是滤泡状腺瘤或腺瘤样结节。

2. 识别出血囊变后囊液吸收结节　甲状腺良性增生结节在出血囊变后,囊液缓慢吸收,并可出现钙化、边界不清、低回声等恶性超声征象,此时超声造影多表现为结节内部无增强或少许条索状等增强,有助于诊断和鉴别诊断。

3. 甲状腺结节射频消融术后监测　甲状腺结节射频消融术后,超声造影可用于判断治疗效果,消融完全结节多呈无增强。

4. 超声造影在引导甲状腺结节细针抽吸活检中的应用   通过对超声造影显示的甲状腺结节或病变内的增强区域进行细针抽吸活检,可能有助于提高甲状腺病变活检的阳性率。

六、局限性

超声造影能否提高甲状腺良恶性结节鉴别诊断的准确性尚不明确,对超声造影结果的最终判断必须建立在常规超声基础之上。

对于甲状腺的微小病灶,特别是小于 0.5cm 的病灶,由于受到空间分辨率的制约以及呼吸、脉搏搏动的影响,超声造影很难提供有利信息。

七、报告内容及要求

1. 常规超声   甲状腺结节或病变的常规超声表现及特征。

2. 超声造影   包括造影剂推注方式、次数、剂量,造影后病灶的增强情况,包括有增强模式、增强强度、强度分布等,以及造影剂在排出过程中有无滞留(造影剂的廓清情况)。并记录患者有无不良反应。

3. 常规超声及超声造影提示。

第五章　乳腺超声造影

一、适应证

1. 乳腺良、恶性病变的定性诊断。

（1）通过触诊和（或）其他影像学检查发现异常，而常规超声难以确定是否为病灶的患者。

（2）常规超声鉴别困难的乳腺良、恶性肿块。

（3）常规超声难以确定的乳腺含液性病变（如透声差的囊肿、血肿和脓肿等）。

2. 乳腺癌术后复发病灶与术后瘢痕组织的鉴别诊断。

3. 引导乳腺肿块穿刺活检术，对于乳腺肿块的造影增强区进行活检，有助于提高活检的阳性率。

4. 乳腺肿块非手术治疗的疗效评估（新辅助化疗和消融治疗）。

（1）治疗前明确乳腺肿块的位置、数目、大小及其血供情况。

（2）治疗中和治疗后动态观察肿块的大小及其血供的变化情况，判断治疗效果。

5. 乳腺所属区域转移性淋巴结和前哨淋巴结的诊断，引导乳腺癌所属区域淋巴结穿刺活检，准确评估有无转移。

二、检查前准备

熟悉和掌握超声仪器的调节和图像存储方法、超声造影剂配制方法及注射要求,具体参见造影剂说明书。详细了解患者的病史,查阅病历,排除造影剂禁忌证,避免不良后果。患者签署知情同意书。检查前应避免乳腺导管造影和穿刺活检,以免影响诊断。建立外周静脉通道。患者平卧位,或根据需要适当侧卧位,充分暴露乳腺及腋窝。为防止出现超声造影剂过敏反应,应配有心肺复苏设备及抢救药品。

三、检查方法

1. 超声造影剂　根据仪器和造影条件的不同,应用于乳腺的超声造影剂用量不同,一般来说常用的推荐用量为 2.4~4.8ml/ 次,如需第 2 次注射,间隔时间至少 10 分钟,以保证循环中的残余微泡不影响超声医师对造影情况的观察。

2. 造影条件　在超声造影模式下,核对仪器上显示的 $MI \leqslant 0.1$,单焦点置于病灶深部边缘或图像的深部,调整增益抑制乳腺背景回声的显示,而韧带、筋膜等组织的回声维持在可见水平。图像储存应设置为从造影剂注射后即刻至 120 秒连续动态储存。

3. 超声造影方法

(1) 首先使用常规超声显示乳腺内病灶的位置、数目、大小和血供情况。对于多发病灶者,应首选最可疑病灶作为超声造影对象。

(2) 选定病灶最大切面和血流最丰富切面(尽量显示部分周围腺体组织作为对照),切换至超声造影模式。保持探头位置、患者体位不变,调整好乳腺超声造影所需参数,经外周静脉快速推注准备好的造影剂,同时嘱患者保持体位不变、平静呼吸,避免深呼吸。连续实时观察病灶的动态灌注过程,并进行图像存储。若一次注射结果不满意,可进行第二次注射。

(3) 由于乳腺位置表浅,正常乳腺内及乳腺病灶周边和内部的血管管径较为细小,在超声造影过程中应避免探头过度加压,并保持探头的稳定性,从而有利于乳腺病灶的微血管灌注,减少不必要的误诊和漏诊。

4. 乳腺癌患者腋窝淋巴结超声造影方法　主要包括经静脉注射超声造影剂和经皮下局部注射超声造影剂两种,其中前者的造影剂用法、仪器设置和造影方法同乳腺病灶的超声造影方法。

经皮下超声造影剂注射法的具体方法如下:在接近乳晕位置或者肿块周边的 12、3、6、9 四个点位置皮下分别注射 0.2~0.5ml 的超声造影剂,并进行局部按摩,同时将高频探头变换至造影模式,调节仪器参数,使其保持在低 MI 条件下(具体条件设置见乳腺超声造影条件的设置)。观察乳腺肿块周边淋巴管显影情况追踪造影剂在淋巴管内的显影路径,寻找增强的淋巴结,即前哨淋巴结,记录淋巴结的形态、大小、数目、部位,并予体表标记。如淋巴结始终没有显示,可爆破造影剂,进行再次检查。在超声造影的引导下,取首个增强的淋巴结皮质或者包膜下区域进行穿刺活检,判断淋巴结有无发生转移。相关研究结果显示,局部皮下注射超声造影剂,淋巴管和相应淋巴结增强显影的时相可分为自发显像、延迟显像和按摩后延迟显像三种。

四、观察内容

1. 乳腺超声造影的时相

(1) 增强早期:也称动脉期,从注射造影剂开始至随后的 30 秒,乳腺及其周围组织(脂肪、肌肉等)出现灌注增强。

(2) 增强晚期:也称静脉期,造影剂注射后 31~120 秒,造影剂随静脉流出乳腺,灌注增强逐渐消失。

2. 定性观察指标

(1) 增强水平:将乳腺病灶增强的强度与其周围腺体相对照,可分为高增强、等增强、低增强、无增强。

1) 病灶增强的强度高于周围腺体者为高增强。

2) 等同于周围腺体者为等增强。

3) 低于周围腺体者为低增强。

4）病灶内未见造影增强信号者为无增强。

（2）造影剂灌注增强方式：可分为向心性、离心性、弥漫性增强。

1）增强的方式由病灶周边开始向中央增强为向心性增强。

2）增强的方式由病灶中央开始向周边增强为离心性增强。

3）增强的方式由病灶周边及中央同时增强为弥漫性增强。

（3）病灶内部造影剂分布特征：可分为均匀性增强和不均匀性增强。

1）均匀增强：病灶内的所有区域为较均匀的弥漫增强，增强的强度基本一致。

2）不均匀增强：病灶内各增强区分布不均匀，强度不一致，即同一病灶内可同时出现高增强、低增强、等增强和无增强中两种或两种以上的增强水平。

（4）增强后病灶边界情况：主要分为增强后病灶边界清晰和增强后病灶边界不清两类。

1）造影后 >50% 的肿块边界能清晰显示为增强后病灶边界清晰。

2）造影后仅有 <50% 的肿块边界能清晰显示为增强后病灶边界不清。

（5）增强后病灶形态特征：可分为形态规则和不规则两类。

（6）增强后病灶周边血管穿入支的显示情况：分为有穿入支和无穿入支两种情况。

（7）超声造影剂在排出过程中有无滞留：指造影剂廓清较周围腺体有无延迟。

（8）造影增强前、后病灶范围（大小）的变化：与常规超声相比，造影增强后病灶的长度和宽度均增大，或者长度和宽度的其中之一 >3mm 为造影增强后病灶的范围（大小）增大。

3. 超声造影定量指标分析　目前带有超声造影功能的彩色多普勒超声诊断仪几乎均自带超声造影分析软件,即时间-强度曲线分析,主要包含有造影持续增强时间、达峰时间（time to peak,TTP）、峰值强度（peak intensity,PI）、灌注上升斜率（ascending slope,AS）、灌注下降斜率（descending slope,DS）、平均灌注时间（mean transit time,MTT）、时间-强度曲线下面积（area under the curve,AUC）等数据。

4. 微血管显像　微血管显像是指应用造影专用软件将实时灰阶造影转换成微血管显像。微血管显像的成像原理是指对造影剂谐频信号进行逐步叠加,显示出造影剂的运动轨迹,从而描绘出肿瘤滋养血管的形态、走向和结构,效果类似于血管造影,对分析和准确判断超声造影增强后乳腺腺体及病灶的血管走行及分布有较大帮助。

五、临床应用

1. 乳腺良、恶性病灶的超声造影图像特征及其鉴别诊断　已有临床研究证实,与传统的彩色多普勒超声相比,超声造影技术更能清晰、直观地显示乳腺良、恶性病灶的肿瘤微血管形态和分布特点。

（1）乳腺良恶性病灶超声造影图像特征（表5-1）

1）乳腺恶性病灶的典型超声图像特征:早期向心性不均匀增强,增强水平高于周围腺体(高增强),较大病灶内部有时可见灌注缺损区(无增强);造影后病灶范围较造影前明显增大,边界不清,有时周边可见放射状增强。在造影剂排出过程中,恶性病灶可能出现造影剂滞留现象。

2）乳腺良性病灶的典型超声图像特征:离心性或弥漫性均匀增强、高增强、等增强和低增强,以等增强和低增强多见。造影后病灶范围无明显增大,边界清晰,无周边放射状增强。在造影剂排出过程中,很少出现造影剂滞留。病灶完全无增强也多提示为良性病灶。

表 5-1   乳腺良恶性病灶超声造影图像特征

超声造影图像特征	良性病灶	恶性病灶
增强水平	低增强或等增强为主,少数为高增强	高增强
造影剂灌注方向	离心性或弥漫性	向心性
造影剂分布特征	均匀性分布	不均匀分布
增强后病灶边界情况	边界清楚	边界不清
增强后病灶形态特征	形态规则	形态不规则,边缘毛刺状
增强后病灶局部出现灌注缺损	多无	多有
增强后周边放射状血管穿入支	多无	多有
增强后病灶范围增大	多无	多有
造影剂滞留	多无	多有

3)超声造影诊断乳腺恶性病灶的诊断准确性分析:由于乳腺恶性病灶的新生血管大多增粗、走行迂曲、静脉回流受阻,造成超声造影剂瘀滞停留在血管中,表现为病灶呈现高灌注伴周边粗大的肿瘤滋养血管穿入支,使得病灶增强后边界不清,呈现"蟹足样改变";同时由于病灶内的新生血管分布不均匀,部分区域经常会出现坏死和出血,从而导致造影时病灶内出现灌注缺损区而整个病灶呈现不均匀性增强。而良性病灶的血管分布规则,静脉回流系统正常,因此不易出现超声造影剂的淤滞及分布不均,超声造影的图像特征以均匀性低增强和等增强为主,少数为高增强,增强后病灶边界清晰。相关研究以高增强、向心性增强、不均匀增强、增强后病灶边界不清、增强后周边放射状穿入支诊断乳腺恶性病灶的准确性、灵敏度和特异性,详细结果如表 5-2 所示。最近报道的临床研究结果显示,以不均匀增强、增强后病灶面积扩大、病灶内部造影剂廓清时间诊断乳腺癌的灵敏度为 91.4%,特异性为 85.4%,准确性为 87.2%,均高于常规超声和 MRI。

表 5-2　超声造影特征诊断乳腺恶性病灶的准确性分析

超声造影特征	灵敏度(%)	特异性(%)	准确性(%)
高增强	51.7~73.0	65.1~91.2	59.7~76.5
向心性增强	59.0~79.2	59.7~87.6	63.0~79.3
不均匀增强	63.9~83.2	54.5~83.9	64.7~80.7
增强后病灶边界不清	69.0~87.1	44.5~75.8	64.7~80.7
周边血管穿入支	50.5~72.0	65.1~91.2	58.9~75.7
增强后病灶范围增大	30.2~51.8	70.8~94.4	46.0~64.0
上述造影特征综合应用	72.9~89.9	67.9~92.9	75.0~88.8

(2)乳腺良恶性病灶的超声造影时间 - 强度曲线特征:乳腺恶性病灶的时间 - 强度曲线定量分析表现为 PI 高、AUC 大和 TTP 短等特征;而良性乳腺病灶相对于前者的时间 - 强度曲线定量分析为 PI 低、AUC 小和 TTP 长等特征,两者存在显著性差异,因此乳腺超声造影的时间 - 强度分析在良恶性病灶的鉴别诊断中具有重要的诊断参考价值。但是由于超声仪器厂家不同,所提供的超声造影时间 - 强度曲线的软件不同,因此目前仍难以统一确定曲线参数的诊断阈值。

(3)乳腺病灶超声造影微血管显像特征及良、恶性病灶的鉴别诊断:超声造影微血管显像增强模式对乳腺良恶性病灶具有诊断价值,乳腺超声造影微血管显像可以反映良恶性病灶的微血管病理解剖形态学特征。乳腺微血管显像可以借鉴乳腺动态 MRI 诊断分类标准分为无增强、周边增强、均匀增强和不均匀增强。微血管显像上无增强的乳腺病灶一般提示为良性病变,周边增强和内部不均匀增强的病灶考虑为恶性病变。相关研究结果显示两者均有较高的特异性,分别为97.7% 和 98.3%。也可以根据微血管的分布和形态将乳腺病灶的微血管显像分成树枝型、根须型和蟹足型。树枝型诊断良性的特异性为 87.5%,灵敏度为 58.6%;而蟹足型诊断恶性的特异性为 96.6%,灵敏度为 62.5%。

2. 超声造影对乳腺癌术后复发病灶与术后瘢痕组织的

鉴别诊断 乳腺癌术后瘢痕结节或肉芽肿内可有血流,随时间延长血流会逐渐减少,一般术后18个月后瘢痕内基本无血流。而复发肿瘤往往多血管,且具有与乳腺癌相同的肿瘤新生血管特征,如血管形态不规则、走行紊乱等,这为应用超声造影鉴别诊断乳腺癌术后瘢痕结节和复发病灶提供了病理学基础。在乳腺癌术后复查和随访过程中,如果超声造影显示术后瘢痕结节为无或几乎无增强的病灶,恶性可能性极低;而超声造影显示术后瘢痕结节为增强的病灶,恶性可能性高,应行穿刺活检或进一步的外科手术。因此,超声造影为乳腺癌术后复发病灶与术后瘢痕组织的鉴别诊断提供了一种有价值的无创性检查方法。

3. 超声造影在引导乳腺肿瘤穿刺活检中的应用 超声引导下乳腺肿块的穿刺活检术具有精确、安全、简单易行等优点,它可弥补乳腺影像学检查的不足,直接获得较为准确的病理结果,既能排除恶性病变,使一部分乳腺良性病变患者免去不必要的手术;又能早期诊断乳腺癌,有利于乳腺癌患者治疗方案的制订,因此超声引导下穿刺活检对于乳腺 BI-RADS 分级为4级和5级的患者尤为重要。但是,由于超声引导下常规穿刺活检往往存在一定的假阴性。因此,减少超声引导下乳腺病灶穿刺活检的假阴性率,有助于提高乳腺癌的诊断准确率。学者们通过乳腺超声造影与病理组织学对照研究发现,乳腺癌病灶增强区域的病理主要是原位癌和浸润癌生长旺盛区,增强不明显或未增强区域主要是肿瘤细胞散在生长区,或为黏液变、坏死、纤维组织、导管扩张区。乳腺良性病变的增强区病理主要为纤维腺瘤生长活跃区、腺病小叶增生明显区、导管内乳头状瘤、炎症和富含血管的间质区域。增强不明显或未增强区主要为细胞散在区、纤维组织和导管扩张区域。因此,在乳腺肿块超声造影的增强区域进行穿刺活检有助于提高穿刺活检的阳性率和准确率。

4. 超声造影监测乳腺肿块非手术治疗效果 目前,乳腺肿块非手术治疗的措施主要有:新辅助化疗、内分泌治疗、射频消融治疗、高强度聚焦超声治疗。这些治疗的最终效果主要表现为:肿瘤血供减少、瘤体破坏、肿瘤缩小或消失。超声造影技术既能观测肿瘤的形态和大小,又能直观动态地显示病灶血流灌注特征,在评价各种常见乳腺肿块非手术治疗效果上具有一定的优势,已和磁共振技术一样成为常规评估方法。

超声造影技术能准确评估乳腺癌病灶的范围或大小。新辅助化疗后,应用超声造影技术检测的病灶范围大于常规超声检查检测范围,更接近乳腺癌切除术后肿瘤标本的大小。同时在化疗过程中,由于肿瘤血管的变化要先于其形态的改变,因此病灶内部造影显像特征的改变更能准确反映新辅助化疗的疗效。相关临床研究结果显示,新辅助化疗后,乳腺癌病灶超声造影的时间-强度曲线特征表现为TTP较治疗前明显延长,PI和AUC明显降低。

超声引导下激光、微波、射频等热消融治疗具有创伤小、操作方便、术后不留瘢痕等优点,已经成为乳腺肿块的治疗方法之一,尤其是为乳腺良性肿瘤(具有多发性和易复发性)提供了一种微创的治疗方法。超声造影技术在乳腺肿瘤的消融治疗术前、术中及术后的评估和随访中能发挥重要作用。消融术前,超声造影能准确测量乳腺肿瘤的大小和清晰显示肿瘤区域的微血管灌注状态;消融术中,消融结束时需要即刻超声造影检查消融区,如病灶表现为无增强区,则提示消融治疗有效。相关研究结果显示,消融后超声造影显示为无增强区,经超声引导下穿刺病理为坏死组织;如果消融后超声造影发现结节内仍存在回声增强区域,则提示消融不完全,需要进一步补充消融,术后还需经超声造影证实消融是否完全。

5. 超声造影引导乳腺癌所属区域淋巴结穿刺活检,准确评估有无转移 寻找乳腺癌的前哨淋巴结、并对其活检有利于乳腺癌早期转移状况的判断和后期手术方式的选择,已经成为乳腺癌的常规诊治方法。超声造影判断淋巴结有无转移情况包括经静脉超声造影剂注射法和经皮下组织局部超声造影剂注射法,两种方法侧重点有所不同,前者可清晰观察淋巴结造影过程及增强方式,有利于淋巴结显影,但对淋巴管无法显影,无法准确检出乳腺癌周边的前哨淋巴结。而后者对于淋巴结增强效果稍差于前者,但可实时观察淋巴管显影情况,并可沿增强显影的淋巴管找到引流淋巴结。

(1) 经皮下注射超声造影剂法的临床应用:由于超声造影剂的特殊结构及优势,将超声造影剂注射于皮下组织间隙内,通过淋巴内皮细胞间隙,造影剂可进入毛细淋巴管,引流至淋巴结,使毛细淋巴管、集合管及淋巴结显示清楚,并且适量的超声造影剂可被吸收并限制在前哨淋巴结内而不进入下一站淋巴结。因此,皮下注射超声造影剂可以通过追踪造影剂观察淋巴管引流情况,有效地检出前哨淋巴结。相关研究结果显示,超声造影技术引导检出前哨淋巴结的敏感性为 61%,特异性为 100%,因此选用该方法进行前哨淋巴结的穿刺活检与腋窝淋巴结清扫,判断有无转移具有较高的一致性,且具有损伤小、致残率低、有利于提高患者的生存质量等优点。前哨淋巴结穿刺结果假阴性的原因可能为肿瘤存在跳跃性转移、穿刺组织少等。有研究将经皮超声造影诊断前哨淋巴结的增强模式分为三种类型:①均匀增强型:整个淋巴结显著均匀增强;②不均匀增强型:淋巴结实质内见不规则低或无灌注区;③无增强型:整个淋巴结无或仅有微弱增强。研究结果显示,转移性淋巴结的超声造影增强模式以不均匀增强为主,无转移淋巴结以均匀增强为主,原因可能在于淋巴结发生转移时肿瘤组织浸润或代替正常组织,淋巴管道被肿瘤组织阻塞,阻碍造影剂前行和吸收,导致淋巴结不均匀增强或无增强。

(2) 经静脉注射超声造影剂的临床应用:乳腺区域良性淋巴结超声造影的图像特征表现为从淋巴门开始显著增强,分布均匀,与周边组织界限清晰;而转移性淋巴结一般表现为从周边开始显著增强,内部分布不均匀,可见低或无灌注区(即充盈缺损),也有部分恶性淋巴结表现为无或几乎无增强。相关研究结果证实,超声造影联合常规超声引导下淋巴结穿刺活检有利于提高乳腺癌淋巴结转移的诊断准确性。

六、局限性

随着超声造影技术和具有造影功能的彩色多普勒超声仪器的不断发展,超声造影技术在乳腺疾病的临床应用中发挥了越来越重要的作用,但是乳腺超声造影也存在以下局限性或不足:

1. 正确认识超声造影在乳腺良恶性病灶鉴别诊断的意义。对于一些特殊乳腺良恶性病灶,超声造影图像特征存在一些重叠,会造成漏诊和误诊,主要表现在以下几种情况:①由于一些良性病灶的血供丰富,如血供丰富的纤维腺瘤,可能呈现动态高增强伴有周边粗大的穿入支,与恶性病灶的超声造影特征相似而很难作出准确诊断。②乳腺导管内乳头状瘤的细胞增殖活跃,血管生成明显,导致其超声造影特征难以与恶性病灶相鉴别。③部分乳腺炎性病灶周边常见粗大的血管穿入支,主要由炎细胞浸润伴多核巨细胞反应引起,超声造影表现与恶性病灶类似,容易误诊为恶性病灶。④对于某些病灶范围较小(<10mm)的恶性病灶,如导管内癌和浸润性导管癌,由于肿块范围小,内部没有形成坏死区,周边的粗大血管也不明显,超声造影图像特征表现为均匀的高增强,增强后边界较为清晰,容易误诊为良性病灶。

2. 与增强磁共振技术相比,乳腺超声造影难以全面地观察整个乳腺,造影的检查范围受限于超声探头,造影检查过程中探头不能移动,因此检查范围多局限于一个病灶,而乳腺增强磁共振能同时检测双侧乳腺及腋窝淋巴结的图像信息,因此超声造影对于多个乳腺可疑病灶的观测不如增强磁共振。

3. 乳腺超声造影的影响因素较多,常见的影响因素如超声造影剂的剂量、仪器条件和检查医师的经验等,因此建议有丰富经验的乳腺超声造影医师从事乳腺超声检查,并掌握超声仪器的调节和造影剂剂量的选择,从而保证超声造影的图像质量,避免不必要的误诊和漏诊。

七、报告内容及要求

乳腺的超声造影检查必须是在常规超声的基础上进行,因此超声造影报告应该包括乳腺的常规超声和超声造影表现。

1. 常规超声　乳腺病灶的二维和彩色多普勒血流图像表现和特征。

2. 超声造影表现　包括造影剂推注方式、次数、剂量,造影后病灶有无增强,增强的水平、方式、形态和范围(大小)变化及时间-强度曲线,造影后病灶的边界是否清晰,周边有无放射状增强,内部有无灌注缺损区,造影剂在排出过程中有无滞留。

3. 如为图文报告,图像至少包括乳腺病灶的二维超声图像、彩色多普勒血流和超声造影图像(动脉相和静脉相各1张)。

4. 常规超声结合超声造影提示。

第六章　浅表淋巴结超声造影

一、适应证

1. 可疑淋巴结良恶性的辅助鉴别诊断。
2. 肿瘤前哨淋巴结的检测(详见第五章)。
3. 指导淋巴结活检。
4. 恶性淋巴结的疗效评估。

二、检查前准备

1. 经静脉淋巴造影　建立静脉通道,一般以肘静脉为主。
2. 经皮下注射淋巴造影。
3. 了解受检者临床资料(病史、实验室及其他影像学检查)和检查目的,判断是否符合做超声造影检查,并签署知情同意书。

三、检查方法

1. 经静脉淋巴造影
(1) 常规超声检查:二维及彩色多普勒超声观察淋巴结位置、大小、形态、边界、淋巴门结构、皮质厚度、血流分布等声像图特征。在常规超声清晰显示髓质、门结构前提下,选取血流相对丰富的淋巴结最大切面作为超声造影观察切面,如髓质、门结构缺失,则选择血流最丰富切面进行造影。

（2）造影条件设置：进入造影检查模式，调节成像条件。

（3）造影的实施：患者保持一定体位，探头轻放并固定位置，选择最佳造影切面，经外周静脉快速推注造影剂，推荐用量 2.4ml/ 次（用量以造影效果达最佳为宜，必要时可用 4.8ml）。注射超声造影剂同时启动计时器，连续实时观察淋巴结增强情况，并存贮动态图像。若一次造影结果不满意，可进行第二次造影剂注射，间隔时间 >10 分钟。

2. 经皮下注射淋巴造影　详见第五章。

四、观察内容

浅表淋巴结超声造影的评价方法及指标目前尚无统一标准。学者们通过文献报道的主要对淋巴结增强模式进行观察。

1. 经静脉淋巴造影　超声造影淋巴结增强模式常分为：均匀高增强、均匀中等增强、不均匀增强，无增强。

时间 - 强度曲线分析：应用时间 - 强度曲线可对淋巴结血流灌注参数进行分析，如基础强度、峰值强度、上升支斜率、开始增强时间、达峰时间、上升时间、峰值浓度减半时间、平均渡越时间等，但因相关研究结果的报道较少，目前对淋巴结良恶性鉴别诊断有价值的参数尚需进一步研究。

2. 经皮下注射淋巴造影　详见第五章。

五、临床应用

1. 可疑淋巴结良恶性的鉴别诊断　目前研究结果表明，超声造影对于可疑淋巴结良恶性的鉴别诊断有一定价值，结合常规超声检查，可提高诊断准确率。

一般认为良性淋巴结由淋巴门向外周呈树枝状增强，恶性淋巴结呈向心性增强、不均匀增强。

2. 乳腺癌前哨淋巴结的检测　详见第五章。

3. 指导淋巴结活检　利用超声造影引导下肿大浅表淋巴结及前哨淋巴结活检，可提高穿刺活检的阳性率。

4. 化疗疗效评估　超声造影的定量分析参数可用于一

些恶性淋巴结化疗后的疗效评价。

六、局限性

虽然有文献报道,不同病变肿大淋巴结在超声造影表现上有所差别,但目前超声造影在肿大淋巴结良恶性鉴别诊断中的价值仍存在争议,并且大多数研究是在特定临床背景下进行。目前仍缺乏大样本对照研究以证实其对良恶性淋巴结病变诊断的准确性。

关于超声造影在肿瘤前哨淋巴结检测及良恶性鉴别中的价值,仍有待大样本研究进一步证实。

七、报告内容及要求

1. 常规超声 淋巴结二维灰阶及彩色多普勒超声表现及特征。

2. 超声造影 造影剂注射方式、次数、剂量、造影后淋巴结增强情况,如有无增强、增强模式等。

3. 常规超声及超声造影提示。

第七章　心脏超声造影

第一节　右心声学造影

一、适应证

1. 卵圆孔未闭(patent foramen ovale, PFO)右向左分流及分流量的诊断和评估,PFO 封堵术后是否存在残余分流的评估。

2. 肺动静脉瘘的诊断。

3. 永存左上腔静脉和单纯性冠状静脉窦扩张的鉴别诊断。

4. 房间隔缺损、室间隔缺损等先天性心脏病术后是否存在右向左残余分流的评估。

5. 大动脉转位、心房反位、三尖瓣和肺动脉瓣闭锁等右心复杂性先天性心脏病的诊断。

6. 对常规超声心动图显示右心房、右心室、右室流出道和肺动脉图像不佳的患者,右心声学造影能帮助清晰显示右心系统的心内膜和心腔内解剖结构及与其相连的肺动脉。

二、检查前准备

1. 熟悉和掌握右心声学造影仪器的调节和图像存储方法、超声造影剂配制方法及注射要求。

2. 详细了解患者的病史,查阅病历,排除造影剂禁忌证,避免不良后果。患者签署知情同意书。

3. 建立外周静脉通道,熟悉三通管的应用方法。

4. 患者取左侧卧位或平卧位,充分暴露心前区。

5. 常规配有心肺复苏设备及抢救药品。

三、造影剂及造影方法

1. 右心声学造影剂　目前在国内外常规使用的右心声学造影剂是震荡无菌生理盐水造影剂,其产生的气泡直径较大,不能进入肺微循环。具体配制方法为:震荡无菌生理盐水注射液:取 2 支 10ml 注射器,分别接在三通管上,其中 1 支抽取 9ml 0.9% 氯化钠溶液和 1ml 空气,连通上述 2 个注射器,在 2 个注射器之间快速来回推注液体 20 次或以上,直至完全浑浊(不透明),使 0.9% 氯化钠溶液和空气充分混合成含细小微泡的乳白色混悬液,为"空气 - 盐水混合物"。也有多个医学中心和医院采用加血的震荡无菌生理盐水注射液,一支 10ml 空针抽 8ml 生理盐水、1ml 空气和回抽 1ml 患者的血液,其余方法同上,配制成"血液 - 空气 - 盐水混合物"后,立即经肘前静脉已建立好的输液通道以弹丸方式快速推入。

2. 具体操作方法

(1) 检查前需获得临床医师认同,同时应向患者做详尽解释,签署知情同意书。

(2) 建立左(或右)前臂静脉通路,或评估现有的静脉通路,连接三通管并固定。

(3) 确保操作护士和超声检查医师之间配合默契,护士在进行注射前应告知超声检查医师。打开其中一个开关将震荡好的混合液体快速向静脉内推注。可适当抬高患者手臂,以促进造影剂迅速进入右心。

(4) 使用组织谐波成像观察二维超声心动图的增强效果,采集静息状态心尖四腔心切面(或胸骨旁 4 腔切面、剑突下 4 腔切面)、大动脉短轴(右室流出道和肺动脉长轴切面)。在每次造影过程中,均应辅以规范的 Valsalva 动作,如果患者不能配合,可改为剧烈咳嗽,以增加右心压力,从而增强右心造影效果。

（5）根据患者的配合程度和检查结果情况,重复相关步骤。

（6）造影完成后,根据情况,中断或保留静脉通路。

四、观察内容

1. 检测心内分流　右向左分流是右心声学造影的主要观察内容,主要用于 PFO 和肺动脉高压时的室间隔缺损、房间隔缺损、动脉导管未闭时是否存在右向左的分流。一般在右心系统显影后的 3 个心动周期就能在左心系统内观察到造影剂。其中对于 PFO 的右向左分流可进行半定量分析,判定有无矛盾性栓塞的危险性。

2. 右心声学造影的显影顺序有利于鉴别诊断永存左上腔静脉和单纯性冠状静脉窦扩张,对于三尖瓣和肺动脉瓣闭锁的诊断也能提供更加直接的证据。

3. 右心声学造影能清晰地将右心房、右心室和右室流出道和肺动脉边界清晰勾画出来,能清晰显示右心腔大小、右室壁厚度和右室流出道大小、判断右心系统是否存在憩室、右室流出道是否存在狭窄和右室壁是否肥厚等。

4. 右心声学造影能显示心内的一些异常途径,从而为一些先天性心血管畸形提供直接依据,如肺动静脉瘘时左心系统会在右心房显影后至少 5 个心动周期后观察到造影剂的出现。

5. 对于一些由于干扰或是疑难病例导致常规超声心动图不能准确判断心房是否反位时,右心声学造影能准确、直观地显示右心房的位置;同样对于常规超声诊断不明确的大动脉转位,右心声学造影有利于判断与右心系统相延续的大动脉是主动脉,还是肺动脉,从而为大动脉转位提供诊断依据。

五、临床应用价值

右心声学造影问世于 20 世纪 60 年代,在彩色多普勒血流显像(color doppler flow imaging,CDFI)技术未问世之前,右心声学造影是诊断先天性心脏病的常规诊断技术。CDFI 技术的普及应用极大地提高超声诊断先天性心脏病的准确性,尤其对于左向右分流性先天性心脏病,CDFI 能直观地、清晰地显示异常血流的起源、流向及流速,但 CDFI 在显示右向左分流时则敏感性较低。右心声学造影具有安全、无创、可重复性强等优点,且不受流速高低的限制,能实时、动态地显示出心脏内部右向左分流的信息和右心系统的灌注顺序,为临床提供丰富的解剖及血流动力学信息。

1. 右心声学造影在卵圆孔未闭中的应用　正常人群中约 25% 存在 PFO,正常人在平静状态下由于左房压略高于右房压而不存在右向左的分流。在某些情况下,如剧烈咳嗽、潜水或 Valsalva 动作时,右房压有可能高于左房压而出现右向左分流。一旦右房压大于左房压,左房侧薄弱的原发隔被推开,即出现右向左分流。现已有大量研究结果证实,多数 PFO 无临床意义,但部分 PFO 如果存在右向左分流,可能与不明原因脑卒中、偏头痛、减压病以及体位相关性低氧血症等病变有关。现已公认 PFO 与不明原因的脑缺血事件关系密切,其病理机制为矛盾性血栓,即静脉系统的栓子通过动 - 静脉系统之间的异常交通进入动脉系统。因此,欧洲和美国的一些研究机构建议,对于具有不明原因脑缺血事件发生病史、同时又有 PFO 且存在右向左分流的患者,应该采取介入封堵治疗。对于 PFO 的诊断,特别是 PFO 是否存在右向左分流以及分流量的大小是近年来临床研究热点之一。近年来国内外大量的研究结果显示,经胸或经食管超声心动图结合右心声学造影能清晰显示 PFO 右向左分流,并能同时进行半定量评估,为 PFO 患者下一步是否干预和治疗提供依据。

(1) PFO 右向左分流半定量分析:造影后逐帧回放并观察

记录右心房充分显影后前 3 个心动周期每帧图像上进入左心房的微泡数量,并依此将 PFO 右向左分流半定量划分为 3 个等级:

1) 1 级(少量右向左分流):即左心房内可见 1~10 个微泡 / 帧。

2) 2 级(中量右向左分流):即左心房内可见 11~30 个微泡 / 帧。

3) 3 级(大量右向左分流):即左心房内可见 >30 个微泡 / 帧,或左心房几乎充满微泡,导致左心腔内透声差。

(2) 经胸和经食管超声心动图结合右心声学造影诊断 PFO 的对比:由于经食管超声心动图属于微创检查,患者对其的接受程度和临床普及程度方面远远不如经胸超声心动图。在临床工作中应用经食管超声心动图结合右心声学造影检测 PFO 患者的分流时,主要会碰到以下情况:①如果患者在麻醉状态下行经食管超声心动图检查,则不能完成 Valsalva 动作或剧烈咳嗽,影响 PFO 患者右向左分流的检测效果;②如果是在患者清醒状态下进行经食管超声心动图结合右心声学造影,患者由于食管插管会伴发恶心和呕吐感,不能有效完成 Valsalva 动作或剧烈咳嗽,从而影响 PFO 患者右向左分流的检测。近年来,随着超声技术的不断发展,特别是自然组织二次谐波成像技术的应用和普及,经胸超声心动图结合右心声学造影对 PFO 右向左分流的检出率较以往明显增加,已经不亚于经食管超声心动图结合右心声学造影的检查效果。目前国内外大量文献已经证实,经胸超声心动图结合右心声学造影具有操作简便、无创伤性、患者易耐受等优点,能清晰显示 PFO 的大小、形态和分流方向,并能在 PFO 介入封堵术中实时引导介入路径的建立、监测封堵器释放后形态,并能对封堵术后进行有效的随访,已经成为 PFO 诊断、治疗和随访的重要工具。

2. 各种发绀型及非发绀型先心病的应用　对各种发绀型及非发绀型先心病,可通过观察左心系统有无造影剂以及右心系统有无负性显影而确定或提示是否存在分流，以及分流的方向和水平。

（1）对于房间隔或室间隔缺损的患者，在无肺动脉高压时，由于左侧心腔的压力高于右侧心腔，故一般为左向右分流。经外周静脉注射造影剂后，右侧心腔内充满云雾状回声，唯有房间隔或室间隔缺损处附近因左侧心腔内不含造影剂的血液通过缺损处进入右心，使局部无造影剂充盈，故称充盈缺损。此为诊断房间隔和室间隔缺损的间接征象。一般房间隔缺损的充盈缺损征象较室间隔缺损更为明显，这是因为心室的血流速度较心房快，充盈缺损的显示相对较差。随着彩色多普勒技术的灵敏性不断提高，这一临床应用逐渐被常规彩色多普勒超声心动图所取代。

（2）为三尖瓣闭锁和肺动脉瓣闭锁提供诊断依据，如怀疑有三尖瓣闭锁时，经静脉注射造影剂，可见造影剂按顺序先进入右心房，但在舒张期未进入右心室，而是进入左心房、左心室，再通过左心室进入右心室，说明右心房、右心室之间无血流通过，三尖瓣闭锁诊断成立。肺动脉瓣闭锁时，右心造影剂能依次进入右房、右室、右室流出道，但不能通过肺动脉瓣进入肺动脉。

（3）为心房反位、大动脉转位等复杂先天性心脏病的诊断提供更为直接的影像学证据。由于右心声学造影能准确、直观地显示右心房的位置，从而准确诊断心房反位；同样对于常规超声心动图诊断不明确的大动脉转位，右心声学造影能直观清晰地显示和判断与右心系统相延续的大动脉是主动脉还是肺动脉，从而为大动脉转位提供诊断依据。

3. 检出静脉畸形引流　正常人经外周静脉注射超声造影剂后，造影剂先出现在右心房，而后到达右心室、肺动脉。对于永存左位上腔静脉患者，经左肘静脉注射超声造影剂后，可见造影剂先出现于扩张的冠状静脉窦，而后进入右心房、右心室。因此，遇到冠状静脉窦扩张的患者应常规行右心声学造影检查，能够迅速鉴别出是永存左上腔还是单纯冠状静脉窦扩张。

4. 肺动静脉瘘　先天性肺动静脉瘘是指肺内动脉与肺内静脉直接交通,是一种较少见的先天性肺血管疾患;肝肺综合征的患者也会在慢性肝病和(或)门脉高压的基础上伴发因肺内血管异常扩张导致的肺动静脉瘘。当有肺动静脉瘘存在时,微气泡可自肺动脉经"瘘管"而进入肺静脉与左心系统,但通常在右心显影 5 个左右的心动周期后左心系统才显影,这种迟发的左心系统显影是诊断肺动静脉瘘的典型图像特征。

5. 帮助显示右心系统心内膜、心腔结构以及肺动脉　对于右心房、右心室、右室流出道和肺动脉超声图像质量不佳的患者,右心声学造影可以帮助其清晰显示心内膜以及动脉管腔,以便了解心腔内径、动脉管径以及右心功能,同时也可观察心腔内血流动力学变化等,判断有无右室肥厚、右心系统憩室、右室流出道狭窄等病变。

6. 其他　如心包积液穿刺时注射器内含有超声造影剂,可帮助判断穿刺针是否已进入心包腔。

六、临床安全性和注意事项

采用震荡无菌生理盐水造影剂,其产生的气泡直径较大,不能进入肺微循环,其安全性能好,右心造影效果好,但是对于伴有重症发绀、重度肺动脉高压、栓塞病史、重度肺气肿、严重肺纤维化、严重心功能不全、重度贫血、酸中毒、尿毒症等的患者,应该慎重使用,并认真评估是否适合进行右心声学造影检查。右心声学造影时应注意以下事项:

1. 造影次数不宜过多,一般在 5 次以内。两次造影时间间隔应在 5~10 分钟以上,以免蓄积。

2. 当怀疑患者有永存左位上腔静脉或无顶冠状静脉窦时,应分别在左右两个手臂注射造影剂进行检查。

3. 常规经胸超声心动图结合右心声学造影最常采用心尖四腔心切面和大动脉短轴切面。经食管超声心动图结合右心声学造影时,常采用食管中段 90°~135° 心房两腔心切面(此切面能清晰、完整显示房间隔卵圆窝结构)。

4. 典型的心内分流,如 PFO 通常在右心房显影后前 3 个心动周期就能观察到左心显影,而肺动静脉瘘在右心房显影后至少 5 个心动周期才能观察到左心显像。

5. 对于明显发绀患者或 CDFI 技术已探及明确房和(或)室水平分流者,原则上不做超声造影检查,以免过多气泡未通过肺循环滤过而直接进入体循环,造成气体栓塞。

6. 注射造影剂过程中,患者若感不适,应立即停止。

7. 检查时,探头应固定于某一个或相关最佳观察切面,避免探头频繁移动造成伪像,同时也丧失了观察时机。

8. 若不慎将造影剂注入皮下,局部可出现皮下气肿。应立即拔出针头,由周围向针眼处挤压,将气泡挤出。残留的微小气泡可让其自行吸收。一般不引起皮肤坏死或色素沉着等不良反应。

9. 图像采集时间应从造影剂在右心房出现后至少 10 个心动周期。

10. 注射完毕后,应观察 10 分钟以上,患者无不适,方可让其离去。

七、报告内容

首先应报告常规超声心动图的检查所见和有关心脏超声造影检查报告的内容,应包括:

1. 心脏各个腔室的大小,室壁的厚度和运动幅度,二尖瓣、三尖瓣、肺动脉瓣和主动脉瓣的形态和运动情况。

2. 主动脉和肺动脉口、三尖瓣和二尖瓣口的血流速度、血流方向、血流性质等血流动力学参数。

3. 常规超声心动图所发现的心脏病变部位、大小、形态及其血流动力学参数。

4. 右心声学造影 患者平静呼吸时,注射造影剂后,右心第三个心动周期可见约多少个右向左的气泡;做 Valsalva

动作或剧烈咳嗽动作,右心第三个心动周期可见约多少个右向左的气泡。注射造影剂后,于心尖四腔切面和右室流出道切面上可见造影剂按照右房 - 三尖瓣 - 右室 - 右室流出道 - 肺动脉起始段的顺序灌注。

5. 常规超声心动图结合右心声学造影提示。

第二节   左心声学造影

左心声学造影主要包括左心腔声学造影(left ventricular opacification,LVO)和心肌声学造影(myocardial contrast echocardiography,MCE)。

一、适应证

1. 左心腔声学造影   目前获得美国食品药品管理局(U.S. Food and Drug Administration,FDA)批准且受到国内外指南和专家共识所认可的左心声学造影检查共同适应证为:超声心动图图像质量不佳时,进行 LVO 检查有利于左心系统心内膜边界的清晰识别、左心腔细微解剖结构的观察、节段性室壁运动的分析,特别是心尖部和心尖段结构异常的识别。LVO 的临床适应证主要包括:

(1)定量评价左室容量和左室射血分数。

(2)左室心尖肥厚。

(3)左室心肌致密化不全。

(4)左室心尖血栓。

(5)左室心尖室壁瘤。

(6)鉴别心腔内肿块。

(7)心肌梗死并发症。

2. 增强心脏和大血管瓣膜的多普勒信号   常规超声心动图检测时,常常存在多普勒信号微弱或因多种原因导致多普勒信号的检测困难,使得二尖瓣、三尖瓣和肺动脉瓣、主动脉瓣的血流速度和反流速度不能准确测量。注射超声造影剂后,能显著增强上述瓣膜的多普勒信号,有利于心血管内部血流动力学的准确评估,特别是临床上比较关注的三尖瓣反流的准确检测。

3. 与负荷超声心动图联合应用的左心声学造影　由于负荷超声心动图与常规超声心动图一样,易受到肺气、肋间隙和肥胖等因素干扰,一定程度地影响了其评估左心室容量、射血分数和室壁运动的准确性和重复性。而 LVO 与负荷超声心动图联合使用,可以提高左室心内膜边界的清晰显示率,有利于在静息和峰值负荷下完整地评估左室室壁节段性运动,提高诊断的准确性和重复性。

4. 心肌声学造影　实时低 MI 成像技术不仅被应用于 LVO,也在多个临床研究中心被应用于 MCE,尽管 MCE 并不是目前全球各个政府药品管理机构批准的超声造影剂临床适应证,但已有的相关临床实践已经证实,MCE 技术有利于在床旁提高急性冠脉综合征的诊断准确性,有利于与负荷超声心动图结合提高冠状动脉疾病的检测能力以及诊断的准确性和重复性,有利于心脏良、恶性肿瘤的诊断和评估。

二、检查前准备

1. 熟悉和掌握左心声学造影仪器的调节和图像存储方法、超声造影剂配制方法及注射要求。

2. 检查前需获得临床医师的认同,超声心动图医师必须严格掌握使用左心声学造影剂的适应证和禁忌证。详细了解患者的病史,仔细查阅病历,排除造影剂禁忌证,避免不良后果。同时应获得患者的同意和理解,签署知情同意书。

3. 建立外周静脉通道。

4. 需做好左心声学造影检查前的准备,熟悉和掌握超声造影剂的配制、超声仪器的调节和心脏超声造影图像的优化。

5. 患者取左侧卧位或平卧位,充分暴露心前区。

6. 应常规配有心肺复苏设备及抢救药品。

三、造影剂及造影方法

1. 左心声学造影剂 左心声学造影剂可以经过肺循环进入左心系统,使原来没有明显回声反射的左心系统得到显像。

2. 左心腔声学造影方法和流程

(1) 建立有效的静脉通道。

(2) 左心声学造影之前必须完成患者的常规超声心动图检查,对患者心脏的解剖和功能进行进一步评估,明确左心声学造影的目的。并完成至少 1~2 个完整心动周期的心尖四腔心、两腔心、三腔心以及乳头肌短轴切面的图像储存。

(3) 左心声学造影时,采用低 MI(MI<0.3)或超低 MI(MI<0.2)实时造影检查模式。超低 MI 实时成像技术能消除和降低心肌和瓣膜信号,从而清晰显示造影剂在心腔、心肌和心腔内肿瘤的充填。

(4) 目前使用的超声造影剂的应用剂量和具体方法为:2ml,其中团注造影剂 0.5~1ml,剩余的造影剂在 2~5 分钟内(配合左心声学造影检查时间)缓慢推注,随后用 5ml 生理盐水于 20 秒以上缓慢推入;或采用特殊微量输入泵,输入造影剂 0.8~0.9ml/min,可手工震荡输入泵以保持微泡均匀,但是后一种方法远较前一种方法操作复杂。对于目前超声仪器中广泛应用的低 MI 谐波成像,小剂量的团注配合盐水缓慢的注射是安全的。因此,团注法是目前国内大多数医院采用的方法。

(5) 图像调节时,将聚焦置于二尖瓣环水平,调节增益使图像信噪比最佳,调节扇区大小使图像帧频 >25Hz。

(6) 在心尖四腔心切面观察左室从心尖至心底显像是否均匀。当左室中段和基底段出现声衰减或声影时,应减少团注的起始剂量或减慢输入速度;当心尖部造影剂呈现涡流现象,主要原因是 MI 设置过高或注射造影剂剂量不足,应将 MI 值重新设置,或者通过增加团注的剂量来使心尖部涡流消失。

（7）图像采集以动态图像为主,采集至少5个完整心动周期的心尖四腔心、两腔心、三腔心以及乳头肌短轴切面的超声造影动态图像。

（8）建议造影结束后,观察患者的生命体征30分钟,如无异常表现,去除留置针后方可让患者离开。

3. 负荷超声心动图联合左心声学造影检查流程　负荷超声心动图联合LVO能提高负荷超声心动图诊断冠心病的准确率,有效增强超声心动图医师的诊断信心。其中以多巴酚丁胺负荷超声心动图(dobutamine stress echocardiography,DSE)结合LVO的应用较多,也有学者在DSE结合LVO的同时,进行MCE的观察,可同时观察负荷状态下,室壁运动与心肌灌注显像的特点。DSE联合左心声学造影检查的具体实施流程如图7-1所示。

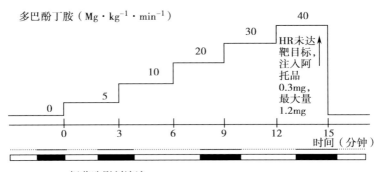

图7-1　DSE联合左心声学造影检查流程图

（1）检查前准备

1）准备造影剂、生理盐水、阿托品、β受体阻滞剂(普萘洛尔)、微量泵等。

2）患者签署知情同意书,记录患者基本资料,包括姓名、性别、年龄、ID、体重等。

3）根据患者体重,设定微量泵内多巴酚丁胺用量,具体计算方法如下(多巴酚丁胺注射液规格为 2ml∶20mg)。

0~3 分钟微量泵设置用量(ml/h)=5 [μg/(kg·min)]× 体重(kg)×60(min/h)×1/10 000。

3~6 分钟微量泵设置用量(ml/h)=10 [μg/(kg·min)]× 体重(kg)×60(min/h)×1/10 000。

6~9 分钟微量泵设置用量(ml/h)=20 [μg/(kg·min)]× 体重(kg)×60(min/h)×1/10 000。

9~12 分钟微量泵设置用量(ml/h)=30 [μg/(kg·min)]× 体重(kg)×60(min/h)×1/10 000。

12~15 分钟微量泵设置用量(ml/h)=40 [μg/(kg·min)]× 体重(kg)×60(min/h)×1/10 000。

4）计算目标心率:目标心率 =(210– 患者年龄)×0.85。

5）患者取侧卧位,建立静脉通道(双通道),连接心电图、血压监护仪。

(2) 停药指征

1）ST 段下移 2mm。

2）诱发心绞痛。

3）收缩压下降 >2kPa(15mmHg) 或血压上升 >29.3kPa(220mmHg)/14.7kPa(110mmHg)。

4）严重室性心律失常。

5）心率达目标心率。

6）出现新的节段性室壁运动异常。

4. 心肌声学造影方法和流程　MCE 多采用实时显像方法和触发显像两种方法,首先采用超低 MI 实时显像条件,推荐使用 MI=0.1 实时动态显示左室心腔和心肌灌注充盈的过程,采用高 MI "闪烁" 功能,随后的连续几帧图像因造影剂微泡被破坏而心肌灌注消失,然后心肌再灌注,观察及记录心肌造影剂再充盈的完整过程,用于定性和定量评价心肌微循环灌注。MCE 检查流程如下:

（1）建立静脉通道。

（2）进行常规超声心动图检查,优化图像,并完成至少 2 个完整心动周期的心尖四腔心、两腔心、三腔心以及乳头肌短轴切面的图像储存。

（3）应用造影剂剂量和具体方法为:共 2ml,其中团注造影剂 0.2~0.5ml,剩余的造影剂根据患者的具体检查时间在 2~5 分钟内缓慢推注;随后用 5ml 生理盐水于 20 秒以上缓慢推入;如果条件允许,最好采用特殊微量输入泵,输入造影剂 0.8~0.9ml/min,可手工震荡输入泵以保持微泡均匀。

（4）注入造影剂的同时,激活实时超低 MI 超声造影检查模式。

（5）图像调节时,将聚焦置于二尖瓣环水平,调节增益使图像有少的噪声背景,调节扇区大小使图像帧频 >25Hz。

（6）左室显像后,应注意在心尖四腔心切面观察左室从心尖至心底显像是否均匀。

（7）通过短暂的 3~10 帧高 MI "闪烁" 技术,能有效清除心肌内的造影剂,从而有助于分析超声造影剂重新在心肌中灌注的速度。

（8）采集图像至少包括 2 个完整心动周期的心尖四腔心、两腔心、三腔心以及乳头肌短轴切面的超声心动图造影图像,随后触发高 MI "闪烁" 图像（3~10 帧,MI=0.9）及随后的 15 个心动周期的实时超低 MI 再灌注图像,连续动态采集上述完整 MCE 再灌注的心尖四腔心、两腔心、三腔心以及乳头肌短轴切面的超声心动图造影图像。如为左心血栓和肿瘤的鉴别诊断,最好采集 5~10 个完整心动周期的显示病灶清晰切面的超声造影图像。

（9）造影完成留观 30 分钟后,患者无明显不适,去除留置针后离开。

四、观察内容及临床应用价值

1. LVO 的观察内容和临床应用价值

（1）心功能的准确评估和心内结构的清晰显示:左心系统

心内膜边界的清晰显示是准确评估左心功能和心内细微解剖结构的基础。按照美国超声心动图协会（American Society of Echocardiography，ASE）的定义：在任何一个心尖标准切面无法清晰观察到2个或2个以上连续的心肌节段心内膜结构时，为超声心动图图像质量不佳，超声心动图图像质量不佳会出现在10%~15%的常规超声心动图检查和20%~30%的急症或床旁超声心动图中。应用LVO技术提高左心系统心内膜边界的显示率是目前临床上左心室造影最常用的适应证。临床研究结果显示，70%~90%的超声心动图图像不佳可以通过LVO技术得到改善，LVO技术能明显提高心内细微解剖结构的显示率和心功能的准确性，提升超声心动图医师和临床医师的诊断信心。

1）定量评价左室容量、左室射血分数和左室节段性运动异常：左室容量和射血分数的准确测量在各种心脏疾病的诊断、治疗效果评估中具有重要临床价值。应用LVO技术评估左室容积和射血分数，能显著提高超声心动图测量左室容积和射血分数的准确性，同时能显著提高观察者之间的符合率，并与核素显像、MRI有着良好的相关性，从而大大提高了临床医师的诊断信心。

常规二维超声心动图诊断冠心病的主要根据是由冠状动脉缺血引起的左室室壁节段运动异常。当冠状动脉内径狭窄率达50%时，即可引起心肌收缩运动异常，从而出现左室室壁节段性运动异常。相关临床研究结果显示，由于LVO技术与常规二维超声心动图相比，能显著提高左心室内膜面的显示率，从而有利于冠心病患者静息状态下室壁节段运动异常的观察和评估，在冠心病患者室壁节段运动异常的诊断中具有很高的应用价值。

2）观测心脏内部细微解剖结构：由于常规经胸超声心动图探头靠近左室心尖部，左室心尖部的超声图像常常因为超声混响效应、肺气干扰、肥胖等因素显示不清或者不全面，导致左室心尖的结构异常通常难以清晰界定。LVO技术在清晰显示左心腔细微解剖结构(特别是心尖部)中具有重要的临床价值。

A. 左室心尖肥厚:心尖肥厚型心肌病为原发性肥厚型心肌病中的特殊类型,肥厚的心肌主要位于心尖处,占肥厚型心肌病的 7%。由于常规经胸超声心动图检查不能完整清晰地显示左室心尖部,使得相当一部分心尖肥厚型心肌病漏诊。LVO 可以清晰地显示心尖部内膜线边缘及其形态,进而更清楚地观察测量心尖部心肌厚度,提高该病的检出率。当怀疑是心尖肥厚型心肌病而不能被明确或排除时,应该进行 LVO 检查,典型表现为左室腔呈"铁锹样"的外观,左室心腔内的造影剂与心尖部室壁肥厚心肌形成明显对比,心尖部室壁明显增厚。

B. 左室心肌致密化不全:左室心肌致密化不全是由于胚胎发育早期心肌致密化过程停滞而导致的先天性心肌病变,可导致心衰和死亡。本病的主要特征有左室多发突起的肌小梁和深陷的小梁隐窝,其内的血流与左心室腔的血流相通,左室的心尖部和左心室侧壁为主要受累部位。病变室壁由增厚、运动减弱的两层心肌组成:薄的致密化的心外膜下心肌和厚的非致密化心内膜下心肌。常规超声心动图诊断时往往容易漏诊,或与心尖部肥厚型心肌病和扩张型心肌病混淆。LVO 可以清晰、完整地显示左心室心肌致密化不全时与左心室相通的肌小梁及其隐窝,为诊断左心室心肌致密化不全提供更加直观和准确的依据,图像特征为左心室粗大的肌小梁显示清晰,隐窝内造影剂充盈,左室致密化心肌层与非致密化心肌层分界清晰,更易于测量两层的厚度,非致密化心肌厚度与致密化心肌厚度比值 >2。左室致密化不全行 LVO 检查时,推荐用 MI 为 0.3 的低 MI 谐波成像条件,更有助于清楚显示非致密化不全时肌小梁之间的隐窝。

C. 左室心尖血栓:左心室心肌收缩力减低,节段性心内膜下心肌受损及血流淤滞是形成左心室血栓的机制,左心室血栓多位于心尖部。由于二维超声心动图心尖近场区伪像干扰,该部位的附壁血栓容易被漏诊。左心室心尖部附壁血栓的 LVO 图像特征为无增强的充盈缺损区。临床研究结果显示,对于常规二维超声不能清楚诊断的心尖部血栓图像,经 LVO 检查后,对 90% 的心尖部血栓可以作出正确诊断。LVO 不仅可以清晰显示出左心室腔内各种占位性病变的位置、形态、大小和边界,而且还可根据造影剂在病灶内的充盈情况,对病变性质进行初步判断。

D. 左室心尖室壁瘤:左室心尖部室壁瘤是心肌梗死后常见的并发症,表现为局部室壁变薄、不运动或运动消失、心尖扩张。如果常规超声心动图检查时,患者的心尖未完全或清晰显示,心尖部的室壁瘤则容易被漏诊。LVO 可清晰显示心尖部室壁瘤的特征和范围,并可发现其他相关异常,如心尖血栓等。另外,心肌梗死并发症主要有左室假性室壁瘤、游离壁破裂和心梗后室间隔缺损,这些并发症会给患者造成生命危险,及时准确的诊断对于患者的预后具有重要的临床价值。LVO 技术对确定或排除这些诊断至关重要。LVO 可以区分假性室壁瘤和真性室壁瘤,可以实时动态显示假性室壁瘤基底部缩窄,呈瓶颈样结构,瘤体内于心脏收缩期造影剂充盈增强。

E. 其他较少见的心尖异常:LVO 能为一些少见心尖异常疾病的诊断提供重要的诊断信息。

心内膜心肌纤维化分为右心型、左心型和双室型,常累及心尖。早期以心内膜和内层 1/3 心肌结缔组织肿胀为主,晚期则以白色内膜纤维化性增厚为特征,增厚心内膜可达正常人的 10 倍以上,LVO 可以清晰显示心尖部心内膜纤维化增厚的形态、范围,结合临床相关检查,从而为心内膜心肌纤维化的诊断提供形态学依据。

Tako-Tsubo 心肌病,又称应激性心肌病、左心室心尖球囊综合征,其主要特征为可逆的左心室室壁运动异常而无冠状动脉的异常,常常累及左室中段到心尖段的室壁,同时没有冠状动脉疾病的特征。对于绝经后的女性,如果伴有急性冠脉综合征的症状,而无肾功能不全和造影禁忌证的患者,可应用LVO进行诊断,应激性心肌病常表现左心室中段至心尖段心肌收缩降低,出现节段运动异常,因此应激性心肌病的LVO图像特征为左心室中段至心尖段收缩期运动减弱,左心腔明显增大,呈"烧瓶状"或"章鱼状"。

另外,LVO能更清晰地显示左心房的解剖特征,尤其是左心耳,对鉴别血栓、伪像、明显的自发显影和左心耳正常解剖结构有很大帮助。

(2) 增强多普勒信号:国内外相关研究结果显示,注入超声造影剂后,由于悬浮于人体血液中的微气泡和血浆声阻抗相差 3000 倍,微气泡表面的背向散射信号显著增强,此时的多普勒血流信号较未注入超声造影剂时显著增强。由于三尖瓣反流速度常用于评估肺动脉收缩压,可应用震荡后无菌生理盐水或左心声学造影剂,由于多普勒检测超声造影剂的阈值远小于 B 型成像,注入造影剂后先进行 B 型成像,然后进行多普勒显像,在造影剂出现在三尖瓣时可获得较常规超声心动图明显增强的多普勒信号。另外,也有报道显示,应用左心声学造影剂后,有利于对二尖瓣和主动脉瓣狭窄和关闭不全的准确诊断,主要体现在瓣膜反流和狭窄的血流频谱信号显著增强,特别是二尖瓣和主动脉瓣的反流面积的检测准确性较常规超声心动图显著增加,所测瓣膜狭窄的跨瓣压差与心导管的测量结果一致性更高。但应用 LVO 技术增强多普勒信号时,须注意避免信号太强,导致流速高估,此时可通过减少多普勒增益(降低 20% 或更低),以获得清晰和准确的多普勒频谱。

2. 负荷超声心动图联合左心声学造影检查的临床应用价值　由于负荷超声心动图诊断冠心病及评估其预后是基于对比观察静息和负荷状态时左室节段心肌的收缩功能,因此心内膜边界完整清晰的显示对证实或排除局部室壁增厚异常非常必要。与静息状态下的 LVO 一样,在进行负荷超声心动图检查时使用超声造影剂,同样能明显提高左室心内膜边界的显示率,在峰值负荷时可使95%的患者获得清晰的心内膜边界,清晰辨别室壁运动异常,从而提高负荷超声心动图诊断冠心病的重复性和医师的诊断信心。因此,当进行负荷超声心动图时,当一个标准切面上存在≥2个的左室壁节段心内膜显示不清时,结合LVO技术不仅能准确判断节段室壁运动,而且能在MCE(实时超低MI)条件下同时定性或定量评价节段心肌血流灌注。以冠脉造影为"金标准",LVO结合MCE的负荷超声心动图提高了心内膜的显示率和检查者之间的一致性,其诊断冠心病的敏感性、特异性和准确性较单用负荷超声心动图明显提高。

3. 心肌声学造影的临床应用价值　与LVO技术不同,目前全球的相关政府管理机构尚未批准任何一种造影剂用于心肌声学造影,但由于大量的临床研究结果已经证实心肌声学造影具有较好的安全性,美国和欧洲部分临床医疗中心已将心肌声学造影纳为临床观察内容,并证实MCE可弥补心肌核素显像、正电子断层扫描(PET)和MRI心肌灌注显像的不足,在实时评价心肌灌注方面具有重要的临床价值。

(1) MCE图像分析:MCE的图像分析包括定性和定量分析。定性分析可通过肉眼观察室壁各节段超声造影剂的充盈是否均匀、有无负性显影等。

具体判别标准为:正常心肌灌注表现为"闪烁"后静息状态4~5秒时出现,负荷状态下约2秒内出现。如果某节段造影剂强度较相邻节段降低,应考虑该节段心肌灌注减少。如相邻2个室壁节段造影剂强度均降低,则诊断灌注减少更有价值。MCE的定量分析多采用各个厂家的定量分析软件对心肌造影图像进行空间参数和时间参数的分析,通过对连续多帧图像感兴趣区采样,进行量化分析,常用的量化指标有:

1) 峰值强度(peak intensity,PI):反映局部心肌血容量。

2) 心肌显影开始至峰值的时间(time to peak,TTP):也称达峰时间,反映心肌灌注速度。

3) 曲线下面积(area under the curve,AUC):反映局部心肌

平均血流量。

4）造影峰值强度减半时间（half time of descending peak intensity，HTDPI）：也是定量评价心肌微循环灌注常用的指标。

（2）MCE的临床应用价值：MCE的目的主要是观察心肌微循环的灌注及灌注损害、了解和评价冠心病心肌梗死患者危险区心肌的范围、侧支循环的建立、冠状动脉血流及血流储备等情况。此外，MCE在经皮冠状动脉腔内成形术（PTCA）和冠状动脉旁路移植术（CABG）术前帮助制订手术方案、术后评价疗效，以及用于促进局部药物和基因转移、评价冠状动脉内皮功能上发挥了重要作用。大量研究结果显示，MCE和核素单光子发射计算机断层显像（SPECT）检测冠心病的敏感性和特异性相似，分别为81%和83%，在评估室壁运动异常和心肌微循环灌注、预测稳定性冠心病事件中更有价值。相关临床研究结果显示，静息状态下出现心肌血流灌注缺损可能由心肌缺血、心肌纤维瘢痕或超声伪像所致，超声伪像通常出现在左心室侧壁和前壁基底段，因具有典型的声衰减或声影及正常局部室壁增厚率而容易识别；当节段心肌血流灌注正常而室壁运动降低或消失，则应考虑心肌顿抑；当节段心肌血流灌注和室壁运动均降低时，则应考虑心肌冬眠。

冠状动脉微血管的完整性和心肌微循环的有效灌注是心肌存活的必备条件，微血管的灌注情况与局部心肌的存活性高度相关。MCE对侧支循环的显示优于冠脉造影，这是因为冠脉造影只能显示直径100μm以上的血管，超声造影则由于微泡的直径远远小于微循环血管内径，故可用于侧支循环的评价。由于心肌的微血管完整性是维持功能异常的节段心肌存活的前提，相关临床研究结果显示，MCE预测缺血心肌功能恢复的价值与心脏MRI相似。MCE在冠心病及并发症的诊断及防治策略中发挥了重要的作用，也逐渐被临床医师认识和接受。为促进MCE在该领域的应用更有效更规范，欧洲超声心动图协会提出了MCE在急性心肌梗死（acute myocardial infarction，AMI）后治疗决策制订时的使用流程（图7-2、图7-3）。

（3）鉴别诊断心腔内良、恶性占位：心腔内的良恶性占位具有不同的血管特征。临床研究结果显示，MCE 结合高 MI 闪烁成像方法有利于实时动态地观察心腔肿块的灌注和再灌注特点，可以定性（目测法）和定量（定量分析软件）观察肿瘤和相邻心肌组织之间灌注灰度差异。大多数心脏恶性肿瘤有异常丰富、扩张的新生血管，造影后肿瘤呈现明显增强表现。间质肿瘤（如黏液瘤）血供差则表现为灌注降低，血栓则无造影增强。

五、左心声学造影在急诊科和 ICU 的应用

由于急诊昏迷患者和重症监护病房（ICU）患者一般存在以下特点，如平卧位、机械通气所致的过度充气、肺疾患、皮下气肿、手术切口、胸管和绷带等，这些均会导致常规超声心动图的图像显示不清，为临床诊断带来困扰。应用 LVO 和 MCE 技术有利于准确和快速评估患者的整体和局部心功能，对于肺动脉高压和心肺情况不稳定的患者，使用超声造影剂后要求用单导联心电图和脉搏血氧饱和度监测 30 分钟。

急性胸痛是急诊的常见原因之一，出现这种症状的病因主要有急性心肌梗死、主动脉夹层或急性肺栓塞等。超声心动图能对急性胸痛患者的早期病因评估发挥重要作用。如果两个相邻的室壁节段显示不清时，建议使用超声造影剂进行评估。此时，应用实时超低 MI 成像不仅能快速识别是否存在室壁节段运动异常，还可同时评估心肌灌注，当同时出现室壁运动和血流灌注异常，早期心血管事件发生的风险增加，这为临床治疗策略的快速确定提供可靠依据，为患者的及时治疗赢得了宝贵时间。疑似急性冠状动脉综合征患者使用造影剂后，应该监测心电图、脉搏和血氧饱和度 30 分钟。

六、左心声学造影在心脏介入治疗中的应用

肥厚型梗阻性心肌病经皮酒精间隔心肌消融术是近年来治疗肥厚型梗阻性心肌病的一种新方法。该项手术成功的关

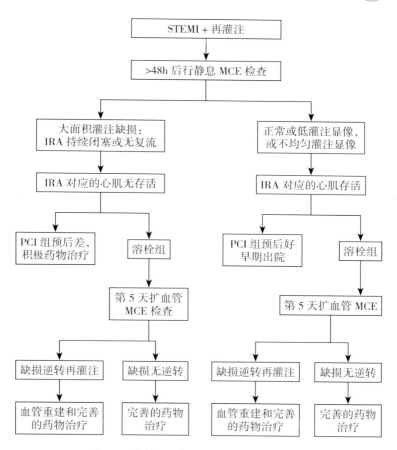

图 7-2 急性心肌梗死后使用 MCE 流程图

STEMI:ST 段抬高心肌梗死;MCE:心肌声学超影;IRA:梗死相关动脉;
PCI:经皮冠状动脉介入治疗

键在于正确选择支配梗阻相关心肌的靶血管,并在该靶血管内注射无水乙醇造成该处的心肌梗死,从而缓解左室流出道梗阻。部分患者的冠状动脉室间隔支同时也供应二尖瓣乳头肌、左室后壁等处。若消融了此室间隔支可能造成乳头肌梗死,产生大量二尖瓣反流,引起急性左心衰竭等并发症。因此,在消融室间隔支前,向该支冠状动脉内注入超声造影剂,可显

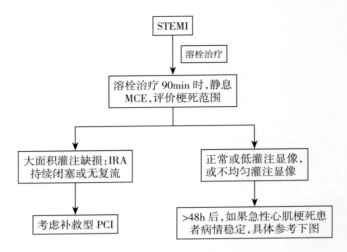

图 7-3　近期心肌梗死后使用 MCE 流程图

STEMI:ST 段抬高心肌梗死;MCE:心肌声学超影;IRA:梗死相关动脉;
PCI:经皮冠状动脉介入治疗

示该室间隔支的供应范围,从而避免上述并发症的发生。少量临床试验结果显示,直接冠脉内注射造影剂有效且安全,但尚需要大规模研究结果进行证实,目前不建议冠脉内直接注射超声造影剂。但是,术后采用常规超声心动图和 MCE 技术可动态评估心肌消融的范围和疗效。

七、安全性和注意事项

1. 左心声学造影的安全性

(1) 超声造影剂的副作用:目前,所有批准临床使用超声造影剂的副作用通常是罕见和轻微的,主要副作用包括头痛、虚弱、疲劳、心悸、恶心、头晕、口干、嗅觉或味觉改变、呼吸困难、皮肤瘙痒、荨麻疹、背痛、胸痛或皮疹等。过敏和潜在生命威胁的超敏反应极少发生,包括过敏样的和(或)过敏性反应、休克、支气管痉挛、舌和(或)咽喉肿胀、血氧饱和度下降和意识丧失。美国 FDA 公示,超声造影剂有因严重过敏性心肺反应而致死的可能性,但都是极其罕见的,且通常在注射后 30

分钟内发作。

（2）肺动脉高压：肺动脉高压最初认为是心脏超声造影的禁忌证。因为早期研究证明微型气泡静脉注射可能导致肺血管阻力和肺动脉压力升高。经美国 FDA 批准的造影剂是含高分子气体并保持相对稳定流通，小剂量缓慢推注后，观察30~60 秒，右心室收缩压及肺部或全身血流动力并没有显著变化。因此，FDA 和大多数临床研究均建议，虽然对肺动脉高压、心肺情况不稳定或病情严重及过敏患者使用超声造影剂是安全的，但应谨慎，静脉注入应缓慢，且造影后需要监测生命体征（血压、心率、心律、呼吸）约 30 分钟，观察有无过敏反应、监测经皮血氧饱和度。超声造影检查室必需配备相应的急救药物和设备。

（3）先天性心脏病右心到左心分流：美国 FDA 之前规定，从右到左分流禁止使用造影剂。然而，PFO 又是很常见的，发生率高达约 25%。大量文献都未证实发现任何与超声造影剂相关的风险。最近，美国 FDA 已把这条禁忌证删除。

（4）高 MI 指数闪烁成像的不良反应：MCE 成像时，通常会在实时超低 MI 成像的基础上进行高 MI 闪烁成像，破坏心肌内的超声造影剂，实时动态地定性或定量分析心肌微循环再灌注的特征，从而有效地诊断和评估冠状动脉疾病。相关临床研究结果证实，用 MI≤1.0 进行闪烁超声造影成像，无引起潜在心律失常的风险。

（5）超声造影剂的禁忌证：目前，国内外相关研究和指南中指出的超声造影剂禁忌证主要包括：已知对全氟丙烷过敏的患者；对血液、血液制品、或白蛋白过敏（只对于 Optison 造影剂）的患者；动脉内直接注射超声造影剂；已经怀孕的女性患者。

2. 左心声学造影的注意事项

（1）左心声学造影检查的过程中，要随时关注患者是否有不适反应，如果患者有不适反应，应该立即停止心脏造影检查。

（2）在 LVO 的情况下,调节仪器至实时超低 MI 谐波成像,可同时行 MCE 检查,定量检测心肌灌注情况。

（3）对于心腔内良恶性肿瘤的鉴别诊断,可用实时超低 MI 灌注成像结合高 MI 闪烁成像,如无实时超低 MI 成像模块,可使用低 MI 谐波成像,如为心脏肿瘤,能实时动态地显示造影剂破坏后造影剂在肿瘤内部重新灌注的过程,从而有效鉴别附壁血栓和肿瘤。

（4）当左室中段和基底段出现声衰减或声影时,应减少团注的初始剂量或减慢注入速度;当心尖部出现造影剂呈现涡流现象,主要的原因是 MI 设置过高或注射造影剂剂量不足,应将 MI 值重新设置,或者通过增加团注的剂量来使心尖部涡流消失。有些严重左心功能不全和心尖部大的室壁瘤会导致心尖部的血流速度明显减慢,这也是心尖部涡流产生的原因之一。

八、局限性

1. 在受检者体格肥胖、骨骼或肺气的干扰等情况下,如常规超声心动图不能清晰地显示病变,心血管超声造影也难以获得满意的造影效果。

2. 心脏超声造影得到的是局部断层图像,不能像增强 CT 和增强 MRI 一样较完整地显示心脏的全貌。当病变较多或较分散时,往往需要重复注射造影剂在不同切面进行扫查。

九、报告内容及要求

首先应报告常规超声心动图的检查所见和有关心脏超声造影检查报告的内容,应包括:

1. 心脏各个腔室的大小,室壁的厚度和运动幅度,二尖瓣、三尖瓣、肺动脉瓣和主动脉瓣的形态和运动情况。

2. 主动脉和肺动脉口、三尖瓣和二尖瓣口的血流速度、血流方向、血流性质等血流动力学参数。

3. 常规超声心动图所发现的心脏病变部位、大小、形态及其血流动力学参数。

4. 左心声学造影检查 患者取左侧卧位,由肘静脉注射入微泡造影剂,左心腔完全浊化后观察,左室收缩功能精确测定(Simpsons 法):EF 具体数值。心尖四腔心切面、两腔心切面、三腔心切面以及乳头肌短轴切面显示左室 17 节段心内膜显示是否清晰;17 节段心肌运动是否正常,是否存在有节段运动异常;是否存在室壁的异常增厚、变薄及致密化不全。心肌内造影剂充填是否均匀,是否存在明显充盈缺损。

5. 常规超声心动图结合左心声学造影提示。

第八章　颈动脉及腹主动脉瘤超声造影

第一节　颈动脉超声造影

一、适应证

1. 鉴别颈动脉完全闭塞与重度狭窄的残余血流。
2. 改善颈动脉管腔的显示。
3. 颈动脉斑块新生血管评估。
4. 颈总动脉、颈内动脉夹层动脉瘤。
5. 颈动脉支架术后的随访。

二、检查前准备

受检者需摘除项链或颈部装饰物，余无需特殊准备。

三、检查方法

1. 常规超声检查观察病变位置、回声、大小、局部有无狭窄，狭窄程度及局部血流流速等。
2. 造影条件设置进入造影检查模式，调节仪器成像条件。
3. 实施造影探头置于目标区域，使目标区域尽可能位于图像中间。经肘前静脉团注造影剂，推荐用量为 1.0~2.4ml，造影同时打开计时器，观察目标区域情况及增强变化过程 4~6 分钟。造影中启动存储功能，存储动态图像。

四、观察内容

对于颈动脉超声造影的评价方法及指标尚无统一标准。对于颈动脉超声造影检查以定性观察为主。主要观察内容有：

1. 颈动脉局部有无斑块、斑块大小、位置、回声、斑块内有无新生血管及新生血管含量、分布。

2. 颈动脉管腔局部有无狭窄及狭窄程度。

3. 颈动脉支架位置、局部有无再狭窄。

五、临床应用

1. 颈动脉狭窄 超声造影一方面可以提高多普勒超声检测的敏感性，从而鉴别颈动脉闭塞与重度狭窄。另外低机械指数超声造影能进一步改善对困难病例血管管腔边界的界定，从而清晰显示狭窄前段、狭窄区及狭窄后段各段管腔的形状。超声造影可以同时显示高速及低速血流，且不存在混叠、溢出及角度依赖等的影响。

2. 颈动脉斑块内新生血管 超声造影可以检测出颈动脉斑块内的新生血管化程度，并对其进行半定量分析。根据文献报道，颈动脉斑块新生血管的评分参考标准为：①0分，斑块无增强；②1分：斑块内有点状增强；③2分：介于1分和3分之间，可见到点状及1~2条短线样增强；④3分：斑块内可见线状增强，可贯穿或大部贯穿斑块，或有血液流动征。但是其临床价值仍需进一步研究。同时超声造影可以提高溃疡斑块诊断准确性。

3. 夹层动脉瘤 夹层动脉瘤的典型影像学特征是附壁血肿、真假腔及小瓣膜样结构。超声造影可以明显提高颈动脉诊断准确性，判断假腔内有无血栓。

4. 颈动脉血管介入术后并发症的观察 由于存在混叠伪像，血管介入术后并发的细小瘘道在常规彩色多普勒超声上很难显示，超声造影可以清晰显示手术后瘘道口的位置及范围。

5. 颈动脉支架术后随访　超声造影是评价颈动脉支架术后再狭窄的可靠方法,超声造影很少出现狭窄区的血流伪像,能更好地显示支架术后再狭窄区的位置、形态及范围。

6. 颈动脉管腔显示　灰阶超声检查,声束经过血管外的软组织及管壁时可产生混响伪像;另外,灰阶超声显示管腔内血流无回声与内中膜低回声对比度低,降低了内中膜厚度的显示率,使低回声斑块易漏诊。超声造影后可更清晰地显示颈动脉内中膜厚度,从而提高测量的准确性,尤其是前壁内中膜厚度,同时也增加了低回声斑块的检出率。

六、局限性

超声造影对于颈动脉检查的局限性主要由于广泛钙化斑块导致的局部管腔显示不良等。

七、报告内容及要求

1. 病变位置,颈动脉斑块大小、形态、回声、数目等。
2. 局部血管狭窄的狭窄程度。
3. 颈动脉斑块内新生血管的有无及多少。
4. 如为支架术后患者,则应观察支架血流是否通畅、局部有无狭窄。

第二节　腹主动脉瘤超声造影

超声造影应用于腹主动脉瘤(abdominal aortic aneurysm, AAA)术前检查、血管内修复术(endovascular abdominal aortic aneurysm repair,EVAR)后随访,是安全、有效的检查方法,在设计好的 EVAR 术后随访计划中,使用超声造影剂可避免 CTA 造影剂的肾脏毒性、放射性及减轻患者经济负担。EVAR 是应用覆膜的支架对肾动脉水平以下的 AAA 实施腔内隔绝,术后支架与瘤壁之间的瘤腔内血栓形成,支架成为腹主动脉的有效通道,但术后要制订周密的随访计划,观察有无相关并发症。超声造影可显示 EVAR 术后高速及低速内漏,在显示低速内漏方面优于彩色多普勒。超声造影还可显示支架内血栓,尤其在显示低回声的附壁血栓方面优于彩色多普勒超声。

一、适应证

1. AAA 及附壁血栓的超声诊断。

2. 据报道,可作为可疑炎性腹主动脉瘤(inflammatory abdominal aortic aneurysm,IAAA)定性诊断的补充手段。

3. 据报道,可应用于主动脉壁破裂的检测。

4. 据报道,可应用于 EVAR 术后支架周围内漏患者的随访。

5. EVAR 术后随访中支架内血栓的诊断。

二、检查前准备

1. 签署知情同意书及防止出现造影剂过敏反应等。

2. EVAR 术后随访,应了解手术方式。

3. 告知患者需空腹 8~12 小时,减少胃肠气体干扰。

三、检查方法

1. 超声造影剂　造影剂经外周静脉团注。文献报道,超声造影剂用量为 1.2~2.4ml。

2. 仪器、探头及超声造影条件设置

(1) 仪器:配有超声造影成像技术的超声诊断仪及与之匹配的低频探头。

(2) 条件设置:选择预设腹部造影条件。MI 0.05~0.08,单个焦点置于腹主动脉深部边缘,调整增益抑制腹主动脉背景回声。

3. 患者体位　取仰卧位,充分暴露腹部。对于 EVAR 术后随访患者,如仰卧位不能显示双侧肾动脉起始部,可采用侧卧位。

4. 超声造影方法

（1）用灰阶超声测量 AAA 瘤体大小；对于 EVAR 术后患者，观察 AAA 支架及支架外瘤腔内血栓情况。

（2）用 CDFI 观察 AAA 血流充盈情况；对于 EVAR 术后患者，CDFI 观察支架内 / 外血流情况，观察有无内漏及内漏的初步分型。

（3）选定 AAA 病灶最大切面区域或者 EVAR 术后疑似内漏处切换至造影模式。

（4）经外周静脉快速推注准备好的造影剂，连续实时观察 AAA 病灶区域的动态灌注过程。在 EVAR 术后可疑并发症的区域观察，对于高速的内漏，可采用谐波模式观察内漏的来源。

（5）注射造影剂后，除了在 AAA 病变区保持探头位置、体位等不变进行超声造影观察外，还需要对 AAA 病变区进行全面扫查，有助于发现常规超声难以显示的内漏或支架内附壁血栓。

（6）造影动态图像储存：首先确认仪器存储空间是否充足，造影检查开始的同时立即动态存储图像资料。为避免仪器内存不足而导致存图障碍、资料丢失，在对图像进行分析并出具报告后，应及时拷贝出仪器存储的图像资料。

四、观察内容

1. AAA 术前超声检查

（1）测量瘤体大小，并将瘤体最大直径与前次超声结果进行比较。

（2）观察 AAA 内壁有无附壁血栓，观察瘤壁有无动脉粥样硬化斑块。

（3）观察 AAA 累及范围，测量瘤颈的长度（最低的那侧肾动脉开口到瘤体上沿的距离），观察 AAA 是否累及腹主动脉分叉部及双侧髂动脉。

（4）观察 AAA 有无破裂，即造影剂有无外漏。

（5）鉴别 AAA 与 IAAA，观察瘤壁是否增厚及瘤壁的强化情况,观察腹主动脉周围情况。

2. EVAR术后超声观察内容

(1)瘤体大小:并与术前或最近的一次超声检查比较。

(2)有无内漏及内漏分型

1)内漏的定义:血液持续流到支架与瘤壁之间的 AAA 腔内,即瘤腔内漏血。

2)内漏的分型(图 8-1)

Ⅰ型:支架型血管与自体血管无法紧密贴合,血流从近端或远端支架附着部进入瘤腔。

Ⅱ型:侧支反流性内漏,是指肠系膜下动脉、腰动脉、髂内动脉、副肾动脉、睾丸或精索动脉等侧支血管的血液反流入瘤腔。

Ⅲ型:因组装型支架连接不良或支架纤维破裂而形成内漏,血液由连接区或破口进入瘤腔。

Ⅳ型:血液由支架孔隙漏出到瘤腔内,此型支架外无血流信号显示。

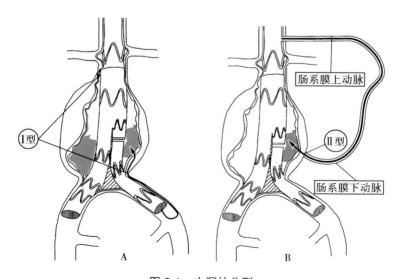

图 8-1　内漏的分型

A. EVAR 术后Ⅰ型内漏示意图;B. EVAR 术后Ⅱ型内漏示意图

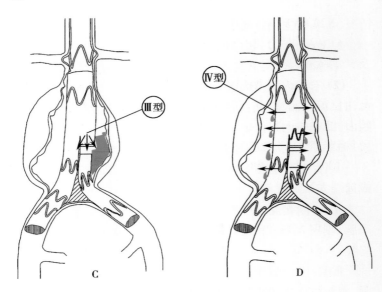

图 8-1(续)

C. EVAR 术后Ⅲ型内漏示意图；D. EVAR 术后Ⅳ型内漏示意图

（3）支架是否通畅：观察支架内是否有血栓形成。

（4）支架有无移位：覆膜支架上移可覆盖肾动脉开口，导致肾动脉狭窄或者闭塞；髂动脉分叉支架上移或者回缩可导致Ⅰ型内漏。

五、临床应用

1. AAA 术前评估

（1）灰阶超声

1）动脉管腔呈梭形或囊状扩张，直径 >3cm，或是正常段直径的 1.5 倍以上诊断为 AAA。

2）AAA 并发附壁血栓时，血栓呈同心圆或偏心性层状分布于扩张的腹主动脉壁上，呈弱回声或混合回声。

3）AAA 破裂时，通常可见腹膜后不均质回声的血肿，并可形成无回声的假性动脉瘤腔。

4）AAA 常伴腹主动脉走行扭曲及动脉粥样硬化斑块。

5）IAAA 通常管壁明显增厚,管壁周围有时可见低回声。

6）AAA 是否累及分叉部及髂动脉,以及瘤体上缘是否累及肾动脉开口处。

（2）彩色多普勒超声:与腹主动脉相连的 AAA 瘤腔内血流由层流变湍流,甚至呈涡流,通常见到红蓝相嵌的彩色血流信号;当 AAA 伴附壁血栓时,可使瘤腔变窄。AAA 破裂时,可见到与腹主动脉相通的假性动脉瘤。

（3）频谱多普勒:AAA 瘤腔内血流频谱通常频带宽,频窗消失。

（4）超声造影

1）AAA 瘤腔内见造影剂强化,瘤壁强化。

2）如 AAA 伴附壁血栓,则血栓为不强化的实质性低回声。

3）如 AAA 破裂,则 CEUS 显示不完整强化的瘤壁,根据 CEUS 可测量破口的大小。

4）如 AAA 瘤壁明显增厚并强化提示 IAAA。

2. EVAR 术后评估

（1）灰阶超声:通常情况下 AAA 瘤腔内可见支架强回声（单管或者分叉型）;支架外可见低回声的血栓。如支架外的瘤腔血栓低回声内出现无回声区,则应该怀疑内漏。如支架壁上可见低回声物质附着,则应该怀疑附壁血栓;如支架内可见低回声物质完全性充填,则应该怀疑完全性血栓。

（2）彩色多普勒超声:支架外的 AAA 瘤腔内无血流信号充盈,可能有两种情况:一是确实无内漏;二是有存在彩色多普勒超声检测不到的低速内漏,需要进一步检查。支架外的动脉瘤腔内可见血流信号充盈则为内漏,根据血流的来源可鉴别内漏的类型。支架附壁血栓时,支架内血流充盈不全,出现缺损;完全性血栓时,支架内无血流信号。

（3）脉冲多普勒:支架有血栓时,根据血栓的程度不同,血流的流速不同,完全性血栓甚至探测不到血流频谱。有内漏时,在内漏来源处可探及双向或者单向血流频谱。

（4）超声造影：正常情况支架内可见造影剂强化，支架外无造影剂强化。支架附壁血栓时，造影剂强化不完全，出现缺损；支架内完全性血栓时，支架内无造影剂强化。支架外的瘤腔内可见造影剂强化，则考虑内漏。可根据内漏出现的部位及强化的时间进行分型。有报道，支架外高速的内漏意味着与支架相关的Ⅰ及Ⅲ型，若较支架强化延迟5秒以上意味着Ⅱ型内漏。

六、局限性

在 AAA 术前超声评估中，有报道，IAAA 与腹主动脉周围的特发性腹膜后纤维化有时很难鉴别。IAAA 可为 IgG4 相关性疾病，也可以是对动脉粥样硬化斑块的反应所导致的动脉外膜及动脉周围炎；有报道，IAAA 可伴腹膜后纤维化，但 IAAA 所致的腹膜后纤维化不会累及腹膜后器官；超声造影是否能提高 IAAA 鉴别诊断的准确性尚不明确。

对于 EVAR 术后内漏的分型判断，单靠超声造影有时很难作出准确判断，结果的最终判断必须结合常规超声。

七、报告内容及要求

1. 描述

（1）常规超声：描述 AAA 的大小、形态、有无附壁血栓、有无粥样硬化斑块；瘤颈长度、是否累及腹主动脉分叉部及髂动脉。对于 EVAR 术后随访，则应该描述 AAA 的大小、支架及其血流情况及有无内漏，以及双肾动脉及髂动脉情况。

（2）超声造影：描述造影剂推注方式、剂量，造影后 AAA 的瘤壁及瘤腔增强情况，瘤壁有无不增强的附壁血栓。EVAR 术后随访，描述 AAA 支架内增强情况，支架内有无不强化的附壁血栓；支架外瘤腔内有无内漏及内漏的分型。

2. 超声提示　应包括病变的部位及性质（如 AAA 伴附壁血栓、EVAR 术后Ⅱ型内漏等）。

第九章 肺胸部病变超声造影

一、适应证

1. 贴近胸壁的超声可显示肺胸部局灶性病变的定性诊断,包括胸壁、胸膜、肺、纵隔病变。

2. 影像学检查不能明确定性或为了制订治疗方案,需要超声引导下穿刺活检获得病理诊断的胸肺部病变。

3. 消融治疗前、中、后应用,包括筛选适应证、确定治疗、术中监测、评价疗效等。

二、检查前准备

造影剂制备及注射参见造影剂说明书。建立外周静脉通道,造影前需要结合胸部 CT 影像学检查,了解受检者临床资料(病史、实验室检查)和检查目的,判断是否适合造影检查,排除禁忌证,并签署知情同意书。

三、检查方法

根据 CT 或 X 线胸片的提示,选择重点扫查范围。通过各个肋间扫查以及从锁骨上、胸骨上、胸骨旁、剑突下、双肋缘、肝脾声窗显示病变。采取合适的体位充分拉开肋间隙,避开肋骨及气体遮挡。肋间扫查需重视手法,沿肋间滑行及侧动探头多方向扫查,宜充分利用呼气、吸气状态观察,有助于病变显示。在常规超声的基础上,经肘静脉团注造影剂 2.4ml。

注射造影剂后尽量让患者屏住呼吸 20~30 秒,获得选择切面完整的动脉期灌注过程。利用低机械指数(MI=0.10~0.13)谐波成像,动态观察病灶强化及消退过程,并存储 DICOM 数据 3~5 分钟,回放观察造影灌注特点。

四、观察内容

观察开始增强时相、增强程度、增强及消退模式等,综合分析判断病变的性质。

1. CEUS 时相　肺部的血供来自肺动脉和支气管动脉两套系统,在人体血液循环中,当造影剂由静脉注入,首先经过肺循环进入肺动脉,然后经体循环进入支气管动脉。2011 年欧洲超声与生物医学联合会与世界超声医学及生物医学联合会指南指出,造影剂到达病灶时间少于 10 秒为早期动脉增强,提示病变区为肺动脉供血;到达时间超过 10 秒为晚期动脉增强,提示病变为支气管动脉供血。对于患有心脏和(或)肺部疾病者,造影剂到达肺动脉时间可能会长于 10 秒。

有研究发现,病变旁肺组织超声造影时可以显影,可以将肺组织开始显影时间作为肺动脉起始时间,有利于判断病灶增强处于肺动脉期或支气管动脉期,有助于评判病变性质。

2. CEUS 表现　主要从病灶的增强开始时间、增强程度、造影剂分布特征及增强退出模式 4 个方面进行观测。

病灶增强开始时间是指造影剂注射后至病灶内开始出现强化的时间。

病灶增强程度是指病灶内增强水平,以灰阶强度表示,与邻近肺组织增强水平作为参照,可定为无、低、等和高增强 4 个级别。同一病灶如兼有不同水平增强,则以最高水平为准。例如一个病灶内既有高增强部分,又有低增强或无增强部分,可视这个病灶为高增强。值得注意的是,肺胸造影有时不能观察到满意的肺组织增强图像。

造影剂分布特征有下列几种主要类型:①均匀增强:增强水平均质一致;②不均匀增强:病灶内增强水平不一,分布无规律;

③特殊增强征象:a. 环形增强,仅病灶周边出现强化,中心为规则无增强;b. 片状增强,表现为病灶内由均匀密集的灰阶信号构成,病灶边缘模糊;c. 杂乱血管,指病灶内杂乱无序的血管结构。

增强及消退模式称增强类型,是指病变在动脉期呈现某种增强水平和造影剂分布特征,以及进入实质期的过程中所发生的变化。最常见的增强模式有:①动脉期低增强,实质期仍低增强;②动脉期高增强,实质期不消退仍高增强;③动脉期高增强,实质期消退呈低增强;④动脉期低增强,实质期高增强。

五、临床应用

1. 局灶性肺病灶定性诊断的方法　超声造影需以常规超声为基础,除仔细观察肺病灶的回声特征外,还要记录邻近胸膜胸壁是否侵犯、是否有胸水,探测病灶有无血供。肺造影时尽量显示肿物最大切面,而且在同一切面显示肿物和周围部分肺组织以便于对比。最好采用双幅显示,以便更好地对比观察病灶。在实质期还要有顺序地扫查邻近的胸膜,了解有无多发病变,以及扫查不张肺组织内部和深方是否合并占位。

既往研究发现,肺部良性病变的血供大多来源于肺动脉供应,而恶性病变的血供大多来源于支气管动脉。因此,良恶性病变的初始增强时间具有重要诊断价值。2011 年欧洲超声与生物医学联合会与世界超声医学与生物医学联合会指南对常见恶性病变的诊断标准:病变初始增强时间≥10 秒。然而,循环系统受个体因素影响较大且超声造影的增强时间与操作相关,可能存在误差。有研究建议,使用个体化时相诊断标准,即应用肺动脉供血的肺组织显影时间,作为肺动脉期起始时间,以体循环动脉供血的胸壁显影时间,作为支气管动脉期参考时间。采用 CEUS 增强时间差值即肺部病变初始增强时间与周围肺组织初始增强时间的差值,作为定性诊断的参考依据,≥2.5 秒诊断恶性敏感性为 97.5%,特异性为 95.8%,准确度可达 97.1%,与传统诊断标准相比,具有更好的诊断价值。有学者通过前瞻性研究发现,肺动脉时相及支气管动脉时相分别为:6.4±1.0秒(4.5~12.0秒)和10.7±1.8秒(8.0~17.0秒),两者间的时间窗为3.0~6.0秒,支气管动脉相应该至少比肺动脉相晚3秒,认为与周围肺组织同时强化的病灶为肺动脉供血;而晚于肺动脉时相3秒以上强化的病灶为支气管动脉供血。

在CEUS表现的基础上,可结合受检者的临床资料,包括病史和症状、实验室检查(如肿瘤标志物、结核检测)、其他影像检查(如CECT/CEMRI)等,对病变作出定性诊断。

2. 常见肺胸局部病变的超声造影表现

(1)肺炎性实变:肺炎性实变多表现为均匀的低、等回声,片状或三角形,边界欠清。肺炎表现为肺动脉期快速均匀高增强或等增强,部分病灶肺动脉期可见"树枝"样,根部指向肺门的微血管增强模式,实质期消退缓慢或未见消退,部分病例可见支气管气相。

(2)肺不张:根据病因分为阻塞性肺不张和压缩性肺不张,CEUS模式与肺炎类似,肺动脉期明显增强(一般10秒内),实质期造影剂不退出,仍为高增强,阻塞性肺不张和压缩性肺不张鉴别困难,主要依靠二维超声表现和临床症状,当肺不张近肺门部存在占位病变,常可提示阻塞性肺不张。

(3)肺栓塞:肺栓塞是肺动脉分支被栓子堵塞后发生的肺循环障碍性疾病,由于肺动脉的部分或全部堵塞,梗死区域肺动脉血供减少。肺梗死表现为楔形或三角形,尖端指向肺门,边界清。超声造影表现病灶延迟强化,即肺动脉期无增强,支气管动脉期低增强。造影剂分布特征主要以不均匀增强为主,实质期呈持续低增强。

(4)肺周良性肿瘤样病变:有研究表明,肺部良性局灶性病变的供血主要来源于肺动脉,仅有少数来自支气管动脉或两者兼有。常规超声表现为病灶呈圆形或类圆形,边界清。超声造影表现:

1)肺动脉期病灶快速增强,呈高增强或等增强。

2)病灶主要表现为均匀增强,由于病灶多由成熟毛细血管供血,病灶内少见或无杂乱扭曲血管分布。

3）增强模式表现为动脉早期（肺动脉期）高增强或等增强，实质期等增强或增强缓慢退出。

4）特殊病变的增强特点：肺结核干酪样坏死期表现为肺动脉期环形增强，中心为规则无增强坏死区；肺炎性假瘤肺动脉期表现为均匀片状强化。

（5）肺周原发恶性肿瘤

1）增强时相大多始于支气管动脉期，即肺组织开始增强3秒后病灶增强。

2）恶性肿瘤在肺动脉期无或少灌注而表现无增强，在支气管动脉期灌注呈低或高增强，实质期增强退出。此增强表现是 CEUS 诊断肺癌的重要依据。

3）恶性肿瘤内微血管多为不成熟毛细血管，走行杂乱无序，CEUS 表现为支气管动脉期肿瘤内可见走行杂乱、扭曲的微血管灌注模式。

4）较大恶性肿瘤往往合并坏死，超声造影常可见内部形态不规则、单个或数个无增强区，鳞癌坏死较多见。

5）对于不同病理类型的肺癌，由于血管内皮生长因子的不同 CEUS 增强程度有一定差异。多数病例腺癌微血管密度大于鳞癌微血管密度，故增强模式常表现为腺癌增强程度高于鳞癌。

（6）转移性肺癌：超声造影达增强峰值时，增强的均匀性方面与原发性肺癌无显著差异，并与原发灶的病理特征相关。有研究显示，原发性肺癌的峰值强度高于转移性肺癌，且开始增强时间及达峰时间均早于转移性肺癌。转移性肺癌造影表现为点状增强，原发性肺癌开始增强时主要表现为条状增强。由于转移性肺癌病理类型的多样性，CEUS 目前报道不多，尚需进一步研究。

（7）中心型肺癌：伴肺不张时，表现为不张肺组织肺动脉期快速均匀强化，深方肿瘤组织晚于肺组织，于支气管动脉期均匀或不均匀低强化；不张肺组织内见"树枝"样走行的正常血管，而肿瘤组织内为扭曲的微血管；肿瘤组织的增强模式表现为动脉晚期低增强或等增强，实质期增强退出，与不张肺组织差异明显，病灶边界更加清楚。

(8) 纵隔肿瘤:部分纵隔肿瘤可以通过胸骨上,胸骨旁及脊柱旁扫查显示。与肺周病变比较,纵隔肿瘤体积较大,动脉期强化显著,坏死相对少见。有研究报道,前中纵隔常见的淋巴瘤及胸腺瘤的 CEUS 特征,淋巴瘤主要表现为不均匀强化,内部可见粗大血管,病灶内部小坏死灶多见;胸腺瘤表现为动脉期均匀强化,可见内部密集的微血管,而粗大血管及坏死相对少见,有时可见小囊性结构。胸腺癌主要表现为动脉期不均匀强化,病灶内坏死较常见,有时可见与纵隔大血管分界不清、心包积液等恶性征象。在常规超声对纵隔占位评价的基础上,CEUS 可进一步对肿瘤内部血管形态、血流灌注状态进行分析,对纵隔肿瘤鉴别诊断具有一定临床应用价值。

(9) 胸腔包裹性积液:对于包裹性积液,一般常规超声即可确诊,如表现不典型者,可用 CEUS 鉴别。典型 CEUS 表现:动脉期及实质期均呈无增强,边界清楚,内无分隔增强。

六、局限性

1. 由于肺部病灶受胸部骨骼及气体遮挡,超声仅能显示贴近胸膜的病灶或经过声窗可以显示的病灶。

2. 肺部良恶性病变的供血特点存在交叉,即部分良性病变也可由支气管动脉供血,肺动脉也参与部分恶性病变的供血,因此诊断时仍需要结合胸部 CT 等影像学检查结果。

七、检查报告规范

有关 CEUS 检查报告的内容,应包括:

1. 病变部位、大小、形态、内部回声、边界、有无包膜、血供、与胸膜胸壁或大血管关系、有无胸水或心包积液。

2. 病变开始增强时间,与肺组织增强时间的差值。

3. 动脉期病变的增强表现(增强程度、造影剂分布特征)。

4. 实质期病变增强表现和变化(增强消退)。

5. 增强的特殊征象(病灶内微血管模式、病灶内分隔、无增强坏死区)。如病灶表现为两种或多种不同增强特点,应分别描述。

第十章　腹部实质脏器创伤超声造影

使用超声造影确定腹部实质脏器(肝脏、脾脏、肾脏和胰腺)创伤部位、范围,创伤灶是否累及肝、脾及肾门部大血管,明确有无活动性出血;结合常规超声所示腹腔、腹膜后积液量,最终判定创伤的程度。

一、适应证

1. 常规超声已提示腹部实质脏器(肝、脾、肾脏和胰腺)的创伤,需要进一步明确创伤程度。

2. 有明确外伤史,常规超声发现腹腔或腹膜后积液,但不明确有无脏器创伤。

3. 无明确外伤史,但临床疑诊腹部实质脏器自发性破裂。

4. 临床疑诊医源性腹部实质脏器损伤出血。

5. 腹部实质脏器创伤非手术治疗的疗效评价。

6. 与类似声像图病变的鉴别诊断。

二、检查前准备

1. 超声造影剂的制备及注射方法参见造影剂说明书。

2. 建立外周静脉通道,常用肘部浅静脉,急救环境下也可使用其他外周静脉。

3. 快速了解和浏览受伤情况,获取临床资料,包括受伤史、实验室和其他影像学检查等,判断是否适合超声造影检查,排除禁忌证。与患者本人或家属说明情况,签署知情同意书。

三、检查方法

按下列顺序分 3 个步骤进行：

1. 常规超声　依据美国创伤外科协会关于创伤的超声重点评价(focused assessment with sonography for trauma,FAST)原则对腹部进行快速扫查,重点观察肝肾隐窝、脾肾间隙、下腹部盆腔有无积液。

2. 造影条件设置　进入仪器的超声造影模式。

3. 超声造影　将探头切面置于感兴趣区,检查目标尽可能位于图像中间。经外周静脉团注超声造影剂(参见总论)。快速扫查顺序：肾脏 - 肝脏 - 脾脏,或胰腺 - 肝脏 - 脾脏。打开计时器,观察靶脏器和其周围的增强情况及其动态变化过程,观察时间为 3~5 分钟。造影过程中启动存储功能,根据检查目的,按照预定方案存储动态图像。

四、观察内容

1. 超声造影的时相

(1) 肝脏包括动脉期、门脉期和延迟期,分别为从注射造影剂即刻至其后的 30 秒、31~120 秒、121 秒 ~5 分钟。

(2) 脾脏和胰腺的造影时相分为增强早期(动脉期)和增强晚期(静脉期),增强早期为从注射造影剂即刻至其后的 30 秒,增强晚期为注射 31 秒之后的时期。肾脏的造影时相分为皮质增强期、髓质增强期及实质消退期。皮质增强期是从注射造影剂即刻至其后的 10~15 秒;髓质增强期是由髓质周边开始增强至造影剂完全充填肾髓质;实质消退期是指造影剂由肾髓质开始减退至肾实质内造影剂微泡完全消失。

2. 超声造影表现　从造影增强开始时间和增强随时相变化、增强水平、造影剂分布特征、增强模式四个方面观察。

(1) 增强开始时间是指创伤灶和脏器实质开始出现增强的时间;增强随时相变化是指创伤灶及活动性出血的异常增

强区是否随时间推移而变化,并与脏器实质增强对比。

(2)增强水平是指造影时的回声强度。在定义目标创伤灶的增强水平时以周围实质的增强水平为参照,分为高增强、等增强、低增强和无增强。

(3)造影剂的分布特征是指被检查脏器的造影剂分布情况,如正常肝、脾脏和胰腺造影剂呈均匀分布,肾脏呈树枝状分布,创伤后造影剂的正常分布被破坏,代之以异常增强区。

(4)增强模式主要指注入造影剂后创伤灶或活动性出血所表现出的造影剂分布及增强过程的特征。

3. 创伤超声造影的增强类型

(1)低和(或)无增强:钝性创伤灶多呈不均匀低和(或)无增强,其间可出现等增强区,主要是残存的正常组织。

(2)均匀增强:受伤脏器主要动脉发生自发性部分或完全性栓塞,表现为整个脏器或区域性均匀低增强或无增强。

(3)高增强:创伤灶内或包膜处的活动性出血呈形状各异的高增强,部分异常增强区后方可伴声影。

(4)无增强:血肿部位始终呈无增强,可随病情变化增大或缩小。

五、临床应用

1. 肝脏创伤

(1)创伤灶:表现为肝内创伤灶在动脉期、门脉期和延迟期均为低和(或)无增强,与周围正常肝实质界限清晰,而周围正常肝组织在注入造影剂后逐渐增强,增强在实质相可持续4~6分钟。锐器伤的创伤灶边界整齐;钝性损伤的创伤灶形态多不规则,边缘及内部常可见形态不规则的残存正常肝组织。创伤累及包膜时,显示包膜破裂口形状及大小。如累及肝门主要动脉,并引发动脉自发性栓塞,表现为一个肝叶或整个肝脏的均匀低增强或无增强。

(2)创伤后活动性出血:①创伤灶内部或周边的异常高增强区,呈"条状"、"结节状"或"梅花状"。动态观察时,异常增强区发生不同程度的形态改变,部分异常增强区后方可见声影。②累及包膜的创伤后活动性出血,在肝周积液的衬托下表现为"喷泉"、"涌泉"状,缓慢的渗血表现为"滴水"状。③在无肝周积液时,累及包膜的活动性出血表现为浓聚的造影剂自包膜破口流向包膜外,并在肝周形成高增强区。

2. **脾脏创伤**

(1) 创伤灶:表现为增强早期及增强晚期脾实质内的低和(或)无增强区,包膜下血肿往往呈无增强的"新月"形,与周围正常组织分界清楚。锐器伤的创伤灶边缘较整齐;钝性损伤边界不规则,可呈"星芒"形。创伤累及包膜时,可见包膜处增强的连续性中断,此为包膜破裂口。创伤累及脾门主要动脉,并引发动脉自发性栓塞时,整个脾脏表现为均匀低增强或无增强。

(2) 活动性出血:其造影表现与肝脏创伤活动性出血类似。

3. **肾脏创伤**

(1) 表现为各期均呈低和(或)无增强,创伤灶外形多不规则,但边界较清楚。肾被膜破裂时,表现为被膜处的连续性中断,呈低或无增强。集合系统受损时,可见累及其内的低或无增强区。创伤累及肾门主要动脉,并引发动脉自发性栓塞时,整个肾脏表现为均匀低增强或无增强。如伴肾周积血,可见环形无增强区包绕肾脏。

(2) 活动性出血:①造影剂自破损处呈"烟花状"溢出,多为肾叶间动脉以下破裂;②肾被膜破裂、创伤累及肾段动脉时,造影剂微泡自肾被膜破口处向肾外呈条形涌出;③活动性出血区较正常肾实质增强稍延迟,呈高增强;④肾集合系统受累时,出血常与尿液混杂,或患侧膀胱输尿管开口可见间断性喷射状高增强。延迟观察,如局部仍呈较高增强有助于判断集合系统的活动性出血。

4. **胰腺创伤**

(1) 创伤灶:胰腺创伤灶表现为形态不规则的低增强或无

增强区,常常累及被膜,呈"断裂状"。因胰液外漏出现胰周积液或外伤性假性胰腺囊肿,呈无增强区。

(2)活动性出血:胰腺周围大血管多,若伤及周围动脉,活动性出血表现为喷射状。单纯胰腺实质创伤时,活动性出血量相对少,表现为创伤无增强区内及胰腺被膜处的高增强区,呈"短棒状"或"花瓣状"。

5. 超声造影分级

依据临床广泛使用的美国创伤外科协会(American Association for the Surgery of Trauma,AAST)的分级标准,结合超声造影结果,判定脏器创伤程度。为便于指导治疗,将肝、脾、肾创伤的伤情分为Ⅰ~Ⅲ类。

(1)肝脏创伤

1)Ⅰ类伤情:超声造影显示肝裂伤最大深度小于3cm,未显示活动性出血,肝内或肝包膜下非膨胀性血肿。

2)Ⅱ类伤情:①超声造影显示肝实质裂伤,最大深度>3cm,或累及1~3个肝段;②Ⅰ类伤情伴有活动性出血者。

3)Ⅲ类伤情:超声造影显示肝创伤灶累及3个以上肝段,或累及肝门部大血管导致大部或整个肝脏实质无造影剂灌注。

(2)脾脏创伤

1)Ⅰ类伤情:超声造影显示脾脏裂伤最大深度<3cm,未显示活动性出血,脾内或脾包膜下非膨胀性血肿。

2)Ⅱ类伤情:①超声造影显示脾脏实质裂伤,最大深度>3cm,或创伤累及脾实质1/4~2/3;②Ⅰ类伤情伴活动性出血者。

3)Ⅲ类伤情:脾脏碎裂,脾门大血管损伤导致大部或整个脾脏实质无造影剂灌注,呈无增强。

(3)肾脏创伤

1)Ⅰ类伤情:肾脏挫伤或未累及肾髓质的肾实质裂伤,肾周、肾内或包膜下非膨胀性血肿。

2)Ⅱ类伤情:①肾实质裂伤向外累及肾被膜,向内累及集合系统,伴或不伴活动性出血;②Ⅰ类伤情伴有活动性出血者。

3)Ⅲ类伤情:肾脏实质完全碎裂,或创伤累及肾门部大血管导致大部或整个肾脏实质无造影剂灌注。

六、局限性

主要源于超声成像技术固有的局限性。

1. 在伤者体型肥胖、胃肠胀气较重、创伤灶位置过深或并发皮下气肿等情况下,常规超声和超声造影均不能获取满意的图像。

2. 腹部创伤合并脊柱损伤,或其他原因导致伤者无法变换体位时,存在超声无法检查的区域,常规超声和超声造影均可能出现漏诊。

3. 造影剂用量不恰当时,对部分小创伤灶的诊断可出现假阴性。

4. 创伤属于急症,需在短时间内完成检查和诊断,对操作者的技术要求相对高。

七、报告内容及要求

1. 基本信息　患者的姓名、性别、年龄、住院号和床号、超声检查号、申请科室、治疗部位、申请目的、仪器和探头型号,以及造影前诊断。

2. 图像部分　采集 3 张以上图像,包括常规超声所示病灶的二维声像图、CDFI 图像、造影各时相的声像图。

3. 文字描述

(1)实施超声造影的名称:肝脏创伤超声造影检查 / 脾脏创伤超声造影检查 / 肾脏创伤超声造影检查 / 胰腺创伤超声造影检查。

(2)常规超声表现:常规超声所示腹部实质脏器(肝脏、脾脏、胰腺和肾脏)形态、大小、回声,不均质回声区范围及大小,脏器周围、腹腔及腹膜后积液量。

（3）超声造影过程：脏器创伤灶位置、大小及形态，是否累及包膜，累及范围；肾脏创伤时是否累及肾盂；创伤灶内、包膜处是否存在活动性出血，活动性出血的范围、大小；活动性出血的形态及随时相的变化情况；创伤是否累及脏器门部大血管，造成整个或大部脏器无或低灌注。

（4）腹腔和（或）腹膜后积血程度。

（5）确定创伤程度。

4. 署名　包括医师签名、操作日期和时间、记录者姓名等。

第十一章　肝脏超声造影

一、引言

微泡超声造影剂的发展克服了传统常规超声和多普勒超声技术在肝脏应用的一些局限性,能够显示实质组织的微血管结构和各血管时相(动脉期、门脉期和延迟期/血管后期)的血流灌注,这与增强CT(CECT)和增强MRI(CEMRI)的显示相似。但超声造影可在超声操作者的完全控制下实时显影,并且超声造影剂与常用的CT和MRI对比剂的药物代谢动力学特征有所不同。目前临床使用的超声造影剂只停留于血管内,经肺排出,无肾毒性,而目前临床使用的CT和MRI的对比剂会迅速从血池进入到细胞外间隙,经肾排出,有肾毒性;另外,一些超声造影剂可保留在肝脏(和脾脏),具有延迟相或血管后期相。

超声造影可对增强模式进行实时评估,与其他成像技术相比,具有较高的时间分辨率,因此对病灶进行动态超声造影评价时,不需要预先设置扫描时间点或者进行团注追踪。超声造影剂具有很好的耐受性和安全性,可以在间隔较短时间内重复注射造影剂进行检查。

但是超声造影也存在一定的局限性,超声造影往往固定在一个切面进行检查,动脉期仅能观察到该切面的灌注信息,缺乏全面了解其他部位病变的信息;同时,对于二维超声显示困难的部位,超声造影效果通常也不理想;另外超声造影使用频率往往比较低,因此会降低二维图像的分辨率。

二、适应证

1. 常规超声偶然发现的病灶。

2. 慢性肝病患者定期超声监测发现结节后的定性诊断。

3. 肝硬化肝内结节定性和肝细胞肝癌的诊断。

4. 需要增强影像检查但增强 CT 和 MRI 检查有禁忌的患者。

5. MRI/CT 未能给出明确诊断的患者,特别是不适合穿刺活检的结节。

6. 细胞学 / 组织学未能给出明确诊断的患者。

7. 当结节为多发或者具有不同的增强模式时,可用于筛选需穿刺活检的结节。

8. 对未诊断为肝细胞肝癌但需要随访监测的结节,造影可监测其大小和增强模式的变化。

9. 可在图像融合技术定位的条件下对肝脏内常规超声不能发现的病灶进行超声造影检查。

10. 肝移植术后并发症的评估。

三、检查前准备

1. 告知患者并签署知情同意书。

2. 详细询问病史,排除禁忌证。

3. 了解患者的基本临床资料,明确检查目的。

4. 患者禁食 8 小时。

5. 了解仪器的操作、仪器内存空间是否足够。

四、检查方法

1. 常规超声检查　了解肝脏大小、形态,肝内是否有局灶性病灶及病灶数目、分布、大小、边界、内部回声及血供情况、周围脏器及结构情况。

2. 造影条件设置　进入造影检查模式,调节成像条件。

3. 造影实施　探头切面置于感兴趣区,能清晰显示肝脏及目标病灶全貌。经肘前静脉团注超声造影剂,推荐剂量2.4ml,同时启动计时器。观察病灶和周围肝组织的增强情况及其动态变化过程,观察时间需大于 5 分钟。造影中存储动态图像供后期分析。如果门脉期或在延迟期 / 血管后期扫查到病灶,需要观察病灶动脉期情况或为多发局灶性病变的病例,可重复注射造影剂。重复注射造影剂应该在大部分微泡消失后进行,通常在微泡注射 5 分钟以后重复注射。

五、观察内容

在肝脏病灶或感兴趣区,描述增强开始时间及消退时间、增强程度、增强形态及不同时相的动态变化模式。

1. 增强开始时间及消退时间　分别指病灶和周围肝组织增强开始时间,而消退时间通常指病灶开始消退时间。

2. 增强程度

(1) 增强是指相对于同一时间周围肝实质的信号强度而言,病灶增强程度或等于(等增强)或大于(高增强)或小于(低增强)肝实质。

(2) 完全的增强缺失可被描述为"无增强",在临床实际应用中,当病灶造影全程无增强时,常用术语"增强缺失"表示。

3. 增强时相

(1) 增强模式应该按时相分别描述,其中肝脏包括动脉期、门脉期、延迟期。在应用某些造影剂时,还有血管后期,但这些时相之间通常没有一个明显的时间分隔点。

(2) "充盈"可用于定性和定量分析,是指微泡到达感兴趣区直至达到"增强峰值"的渐进增强过程。"廓清"是指峰值后增强程度逐渐下降的过程。

4. 增强形态指造影剂在病灶内的分布形态,常见的有下列几种类型:

(1) 均匀增强:病灶内增强水平基本一致。

（2）不均匀增强：病灶内增强水平不一，形状不规则。

（3）周边结节状增强：环绕病灶的边缘内侧见大小不一的结节状增强，病灶中心部分无增强。

（4）轮辐状增强：造影剂从病灶某一个较大的动脉血管丛中央开始，向周边呈放射状增强。

（5）周边厚环状增强：病灶边缘部分呈较均匀、规整的厚环状增强，内部为低增强或无增强。

（6）周边不规则环状增强：病灶边缘呈环形带状增强，环带的厚度和形状不规则，内部为低增强或无增强。

（7）多房样或蜂窝状增强：病灶内低增强或无增强区域之间，见线状或窄带状增强，把病灶分成若干小房。

（8）增强动态变化模式。

5. 增强类型　指病变在动脉期表现出某种增强水平和增强形态，在进入门脉期和延迟期的过程中，其增强水平和增强形态所发生的动态变化。常见的类型有：

（1）持续增强型：动脉期高增强，门脉或延迟期持续高增强或等增强。

（2）增强廓清型：动脉期高增强，门脉或（和）延迟期消退为低增强。

（3）低增强型：3个时相均为低增强。

（4）无增强型：3个时相均为无增强。

（5）向心性进展型：动脉期周边结节状增强，门脉期及延迟期造影剂向心性充盈，延迟期病灶整体或部分增强。

六、临床应用

（一）非肝硬化患者肝脏局灶性病变的定性诊断

1. 背景　肝脏由于肝动脉（25%~30%）和门静脉（70%~75%）的双重血供，导致超声造影检查中出现相互重叠的三个血管期。

（1）动脉期显示的是肝动脉供血的程度和方式。根据人体的血液循环状态，动脉期一般开始于注射后20秒内，持续至 30~45 秒。通常定义为从造影剂开始注射至其后的 30 秒，时间短暂，需要动态录像捕捉超声造影这一实时特性的影像过程，并且通过慢速回放分析存储的影像。

（2）门静脉期通常会持续到注射造影剂后 2 分钟，不同超声造影剂在这两个时相中的表现是相似的。

（3）延迟期一直持续到造影剂从循环系统中清除，一般不超过 4~6 分钟。某些造影剂额外的血管后期（或 Kupffer 相）从注射后 10 分钟开始，并持续 1 小时或更长时间，为确保不和延迟期重叠，血管后期扫描应当不早于注射后 10 分钟。如果肝脏连续成像，即使在低 MI 下，所有这些时相可因微泡破坏而缩短。延迟期和血管后期增强为病灶特征提供了重要的信息，因为在此期大多数恶性病变是低增强的，而大部分的实性良性病变则是等增强或高增强。

2. 非肝硬化患者肝脏良性病变

（1）血管瘤（hemangioma）：血管瘤是非肝硬化患者最常见的肝脏局灶性良性病变。超声造影可显著提高血管瘤诊断的准确性，对于约 95% 的病例，可明确诊断。血管瘤超声造影的典型表现是动脉期周边结节状增强，然后部分或完全向心性填充。填充持续数秒至数分钟，较小的病变则更快，在延迟期和血管后期持续增强。

高灌注（或分流）的血管瘤在动脉期快速均匀的高增强，易与局灶性结节性增生（focal nodular hyperplasia，FNH）混淆。有时还会与肝细胞腺瘤或高分化肝癌相混淆，含血栓或纤维化的血管瘤由于其血栓形成或纤维组织部位无增强，有可能被误认为是廓清，与恶性肿瘤相混淆。对于以内部纤维化为主的小血管瘤，超声造影动脉相周边见结节状增强，门脉相及延迟相呈持续的周边结节状增强，病灶内部可始终不显示向心性增强。

（2）局灶性结节性增生：局灶性结节性增生是一种良性肝脏病变，是非肝硬化患者第二常见的肝脏局灶性病变，通常是偶然发现的。局灶性结节性增生的超声造影典型模式表现为动脉期均匀高增强,通常伴有从中心向外的快速离心性增强(47%~70%),部分患者可见轮辐状的动脉血管(24%~97%),或伴有偏心性的血管供应(30%)。在门脉期和延迟期,局灶性结节性增生可能保持轻度高增强或等增强,部分局灶性结节性增生可见低增强或无增强的中央星状瘢痕。对于较小的或深部的病灶,可在超声造影后切换到彩色多普勒,用剩余的微气泡来增强多普勒信号,以帮助提高对典型的轮辐状血管的显示。血管后期(使用某些造影剂时)表现为等增强或高增强。少数 FNH 在延迟相可有造影剂廓清,多见于合并脂肪肝者,需要与恶性肿瘤鉴别。

(3) 肝细胞腺瘤(hepatocellular adenoma,HA):肝细胞腺瘤是一种良性的雌激素依赖性肿瘤,通常是偶然发现的。肝细胞腺瘤具有外科手术指征,尤其是当直径大于 5cm,具有出血和恶变的风险。

肝细胞腺瘤超声造影表现为动脉期高增强,通常从外周开始,然后迅速向中心填充,与 FNA 增强方向相反。这种动脉增强方式也可以在肝细胞肝癌和高增强的转移癌中见到,并不是肝细胞腺瘤的特征性表现。动脉期高增强到等增强的过渡通常发生在门脉期开始,通常比肝局灶性结节性增生提前发生。在大多数情况下,肝细胞腺瘤在门脉相及延迟相表现为稍高增强或等增强。少数肝细胞腺瘤病例可出现延迟期廓清,易误诊为恶性肿瘤。

(4) 肝血管平滑肌脂肪瘤(hepatic angiomyolipoma,HAML):欧美国家学者认为,肝血管平滑肌脂肪瘤是一种罕见的良性间叶性肝肿瘤,但在我国其检出率超过肝细胞腺瘤,为非肝硬化肝脏局灶性病变中第三常见良性肿瘤,与西方国家的统计不同,可能与我国使用避孕药的女性比例远低于西方国家有关。近年来,有学者发现,少数肝血管平滑肌脂肪瘤手术切除后发生复发和转移,故目前认为肝血管平滑肌脂肪瘤是一种具有潜在恶性风险的肿瘤,对于较大的肝血管平滑肌脂肪瘤,一旦诊断明确,就具备手术指征。肝血管平滑肌脂肪瘤常规超声可表现为不同类型的回声,但多数为不均匀的高回声。超声造影表现与肿瘤成分及病理类型有密切关系,多数病例动脉期呈不均匀高增强,门脉期及延迟期持续不均匀高增强(70%~80%)。结合常规超声和超声造影特点,在甲胎蛋白正常的非肝硬化患者中,诊断肝血管平滑肌脂肪瘤的敏感性为75%左右,特异性可达90%以上,优于增强CT和增强MRI。

(5) 胆管细胞腺瘤(cholangiocellular adenoma or bile duct adenoma):胆管细胞腺瘤是罕见的病变,通常较小(90%小于2cm)。超声造影可表现为动脉期高增强,门脉期和延迟期廓清(缺乏门静脉供血),也会误诊为恶性病变。

(6) 局灶性脂肪变(focal fatty change):局灶性脂肪变性有两种情况,局灶性脂肪浸润(focal fat infiltration),在常规超声表现为高回声,而局灶性脂肪缺失(focal fat sparing)表现为低回声,鉴别诊断是非常重要的,尤其是患者有潜在恶性疾病或非典型部位的可疑局灶性脂肪变。

局灶性脂肪浸润及局灶性脂肪缺失的超声造影表现相同,即所有时相的增强方式与邻近的肝实质的增强方式完全一样,均为等增强,超声造影后即可作出明确的诊断。需要注意的是有些局灶性脂肪缺失的病例,由于病灶回声比周边的脂肪肝回声低,超声造影在静脉期会误以为"快退"现象。

(7) 感染(infection):蜂窝织炎的超声造影表现具有多变性,随着疾病进展而变化,早期病变呈高增强,成熟病变随液化过程而变为低增强和无增强。

肝脓肿通常在动脉期出现边缘增强,有时会伴内部分隔的增强,分隔增强的形态与肿瘤血管不同,坏死液化部分呈无增强是其最突出的特点。有些病例可以伴有脓肿所在肝段的邻近肝组织增强,多呈楔形,门脉相和(或)延迟相表现为低增强。结合临床资料如发热、腹痛、外周血白细胞增多等有助于鉴别诊断,必要时可进行肝穿刺活检以明确诊断。

肉芽肿和局灶性结核的超声造影表现是多变的,但多数在动脉期表现为周边环状增强或不均匀增强,内部可见无增强的坏死区,门脉期和延迟期廓清,这可能难以与恶性肿瘤相区别。临床病史非常重要,肝外结核病史有助于提示肝结核,但最终诊断通常需要病理组织学或微生物学证实。

炎性假瘤是一种少见的疾病,多数在动脉期表现为不均匀高增强,门脉相及延迟相消退为低增强,与恶性肿瘤的鉴别需要参考病史和实验室检查,必要时进行超声引导穿刺活检,才能明确诊断。

(8) 肝囊肿(hepatic cyst):肝囊肿超声造影为边界清楚的完全无增强。对于单纯性囊肿无需超声造影,但对于复杂性或非典型囊肿,特别是增强 CT 或 MRI 不能明确的囊肿,超声造影是非常有价值的。

(9) 肝脏创伤(hepatic trauma):肝脏创伤后活动性出血可见造影剂外溢,而血肿表现为无增强。血肿机化后形成肉芽组织,超声造影可见散在不均匀增强。(详见创伤超声造影章节)。

3. 非肝硬化患者肝脏恶性病变 非肝硬化患者肝脏恶性实性占位病变表现为延迟期和血管后期低增强的廓清现象,不管动脉期增强方式如何,几乎大部分的转移癌也都表现为这种特点,只有极少数例外。

(1) 肝细胞肝癌(hepatocellular carcinoma,HCC):非肝硬化患者的肝细胞肝癌主要发生在慢性肝炎患者,动脉期肿瘤开始增强时间早于肝实质,较大的肿瘤动脉相早期可见杂乱扭曲的血管网状增强。较小的肿瘤(<3cm)通常呈整体增强,而大的肿瘤通常伴有坏死出血,表现为不均匀增强。绝大多数肿瘤(约80%)动脉期表现为高增强,在门脉期和延迟期,通常显示为轻度或中度的低增强,是肝细胞肝癌的典型表现。少数肝细胞癌表现不典型(<10%),如少数分化良好的肝细胞肝癌可能在门脉期和延迟期呈等增强或稍高增强。也有少数高分化或低分化肝细胞癌 3 个时相均为低增强。纤维板层样肝细胞肝癌很少见,根据专家的意见和个案报道,它在动脉早期

呈非均匀的高增强,随后造影剂迅速廓清。

(2) 肝内胆管细胞癌(intrahepatic cholangiocarcinoma, IHCC):肝内胆管细胞癌在动脉期有不同的增强模式,主要有周边环状高增强、不均匀高增强及整体高增强,但多数在门脉早期出现廓清,延迟期呈明显低增强。这与 CECT 或 CEMRI 延迟期高增强正好相反。肝内胆管细胞癌 CECT 或 CEMRI 可以表现为延迟强化。超声造影比 CECT 或 CEMRI 能更好地显示恶性肿瘤的增强特点。周围型胆管细胞癌位于肝边缘可见包膜凹陷的"脐凹"征,部分患者可见肿瘤周边的肝内胆管扩张,有助于肝内胆管细胞癌的诊断,但其显示率不高。

(3) 肝转移癌(hepatic metastasis):转移性肝癌可以分为富血管和乏血管两种类型。富血管型转移癌动脉相呈均匀或不均匀高增强,而乏血管型呈周边环状高增强模式,多数在门脉早期甚至动脉相晚期即出现廓清,而延迟期均表现为明显低增强,表现为正常肝均匀增强背景下的"黑洞"。依据这些特点,结合肝外肿瘤病史,可以检出和定性肝转移癌。延迟期即使是很小转移癌也能清晰地显影,常可以检出灰阶超声图像上不能显示的病灶。

超声造影与增强 CT 相比,在显示转移性肝癌的肿瘤新生血管方面具有一定优势,约 40% 的转移性肝癌增强 CT 表现为乏血管型肿瘤,而在超声造影时显示为富血管型肿瘤。肿瘤新生血管的显示,对于判断转移性肝癌非手术治疗(如抗血管治疗、化疗、TACE 等)效果具有重要的价值。

目前只有少数关于肝转移癌超声造影假阳性结果的报道,主要来自于脓肿或坏死、陈旧的纤维化的局灶性结节性增生、肉芽肿、炎性假瘤,了解肝外肿瘤病史对鉴别诊断大有帮助。

(4) 原发性淋巴瘤(primary hepatic lymphoma):肝脏原发性淋巴瘤是一种罕见的肝脏恶性肿瘤,常规超声多为低回声,动脉期增强模式多样,以高增强常见,多数在门脉早期出现廓清,延迟期呈明显低增强,CEUS可以提示恶性病变,但明确诊断需穿刺活检。

（5）其他少见的肝脏恶性肿瘤:超声造影表现不尽相同,但多数符合恶性肿瘤的增强规律。

（二）肝硬化患者肝脏局灶性病变的定性诊断

1. 背景　肝硬化背景的肝脏局灶性病变的类型:肝硬化背景肝局灶性病变包含肝细胞肝癌(>90%)、肝内胆管细胞癌、淋巴瘤和血管瘤,其他病变少见,原因不明。超声造影是否能与CT和MRI一样作为肝细胞癌一线的检查手段,各国指南规定不同。在日本,超声造影被写进肝细胞癌诊断指南中,而在美国指南中被删除。部分原因是之前没有任何超声造影剂被美国批准应用于肝脏,此外是因为单独使用超声造影会有将胆管细胞型肝癌和肝细胞肝癌误诊的风险性(1%~2%)。实际上,如果操作超声造影的医生有经验,误诊的可能性并不大,通过对造影剂廓清过程的详细分析,可以明显降低肝内胆管细胞癌误诊为肝细胞肝癌的风险。

2. 肝细胞肝癌的发展过程及高危人群的超声随访　2009年肝细胞肝癌国际共识指出,约90%的病例中肝细胞肝癌的发展是按照如下所列的多级路径演变:

（1）大的再生结节。

（2）低或高分化的不典型增生结节。

（3）不典型增生结节伴灶性癌变。

（4）高分化的肝细胞肝癌。

（5）中到低分化的肝细胞肝癌。

随着肿瘤的演变,正常的肝动脉和门静脉血流减少,结节内正常血管消失。伴随着正常血管的减少,新生肿瘤血管(血管生成)的动脉血供开始逐渐增加。因此,不同分化程度的肝细胞肝癌均表现为动脉期高增强。这些变化对于肝硬化基础上的肝细胞结节的定性诊断来说是至关重要的。

除了血管的改变,肝细胞肝癌的结节往往缺乏网状内皮细胞(Kupffer细胞),特别是从高分化向中分化和低分化发展的阶段,这成为血管后期造影剂缺失的重要原因,该期肝细胞肝癌表现为无增强。

随着结节大小的增加,肝细胞肝癌可能性亦增大,根据美国肝病学会(AASLD)和欧洲肝病学会(EASL)指南,超声检查是目前最实用和可行的随访方法。结节直径 <1cm 很少为恶性,超声随访(3~6 个月 1 次)即可。结节直径超过 1cm 时,应开始进一步鉴别诊断。对于直径 1~2cm 的结节,肝癌的可能性是 66%;对于直径 2~3cm 的结节,肝癌可能性增大约 80%以上;对于直径大于 3cm 的结节,肝癌可能性是 92%~95%,因此,对于影像学检查来说,最具挑战性的是直径 1~3cm 结节的诊断。

3. 肝硬化患者肝脏良性病变

(1) 增生结节(regenerative nodule):多数肝硬化增生结节与肝实质同时增强,三期为等增强。少数病灶动脉期增强晚于周围肝实质,即动脉相早期为低增强,门脉相及延迟相为等增强。

(2) 不典型增生结节(dysplastic nodule):不典型增生结节病理学可分为低级别不典型增生(low grade dysplastic nodule)与高级别不典型增生(high grade dysplastic nodule)。目前认为,高级别不典型增生属于 HCC 的癌前病变。不典型增生结节的增强表现复杂,可呈现良性或恶性局灶性病变的增强模式,与组织学分化程度及是否存在灶性癌变有关,超声造影很难区别其病理学类型,明确诊断需要穿刺活检。

(3) 血管瘤(hemangioma):血管瘤在肝硬化患者和非肝硬化患者中具有相同的超声造影表现,但 MRI 扫描对这种病灶的确诊有帮助。

(4) 肝脓肿(liver abscess):肝硬化肝脏同时伴发脓肿较少见,其表现与非肝硬化的肝脓肿相似。

(5) 其他良性病变在肝硬化中罕见。

4. 肝硬化患者肝脏恶性病变

(1) 肝细胞肝癌:肝硬化肝细胞肝癌的诊断要点是动脉

期高增强,延迟期廓清呈低增强,多数肝细胞癌的超声造影符合这种增强模式。然而,这种增强模式在肝内胆管细胞癌和肝淋巴瘤也有报道,这两种病变构成剩余的 1%~3% 的病例。

较小的肝细胞癌在动脉期的高增强通常是均匀、明显的,但由于较大的结节(>5cm)包含坏死区域,增强也可能是不均匀的。环状强化不是肝细胞癌的典型表现。

肝硬化患者中,多数肝细胞肝癌病例可以观察到廓清,分化差的肝细胞癌较分化好的肝细胞癌更易观察到廓清,高分化的肝细胞癌延迟期可以表现为等增强或廓清延迟。动脉期高增强后如果没有伴随廓清的表现,也应高度怀疑为肝细胞癌,主要是分化较好的肝细胞癌。和其他原发肿瘤或肝脏转移癌相比,肝细胞癌的廓清一般较晚,通常发生在注射造影剂 60 秒后,约 25% 的病例廓清甚至在 180 秒以后。因此,对于肝硬化患者,至少观察 4 分钟以上,这一点非常重要,有助于提高肝细胞癌诊断的敏感性。有报道称,早期廓清(<60 秒)可发生在低分化的肝细胞癌,或提示为非肝细胞来源的恶性肿瘤,常见为周围型胆管细胞癌。

如果通过超声造影,发现一个不能明确诊断的病灶,且不能排除恶性肿瘤,应及时行其他影像(CT 或 MRI)检查。若这些检查仍不能确诊,有必要进行活检。如果结果为阴性,应对结节定期随访,每 3 个月 1 次。若病灶增大或增强模式有所改变,必须重复以上诊断流程。如果任何影像检查出现动脉期增强,即使大小或增强模式未变,也应考虑重复活检。

在超声造影中,动脉期扫查全肝去探查高增强结节有一定困难,所以肝细胞癌患者的分期必须进行 CECT 或 CEMRI 检查。应用造影剂,血管后期的扫查可能有利于判断疾病的分期。

(2)肝内胆管细胞癌:肝内胆管癌的发病率近年来不断上升,肝硬化及慢性肝炎被认为是重要的高危因素,与肝细胞癌的高危因素趋同,这增加了两者鉴别诊断的困难。

肝内胆管癌超声造影动脉期增强模式受到肝脏疾病背景及肿瘤大小的影响,肝硬化及慢性肝炎背景的肝内胆管癌多表现为不均匀或均匀的高增强(68.8%~79.3%),而在无肝硬化及慢性肝炎背景的肝内胆管癌,多表现为环状高增强(53%~66%)。小于3cm的肝内胆管癌多表现为均匀的高增强,而较大的肿瘤,多表现为不均匀的高增强。无论动脉期增强模式如何,肝内胆管癌门脉期大多数表现为低增强,延迟期几乎全部为低增强。肝内胆管癌的典型造影剂廓清表现,可以避免将其误诊为良性肿瘤。但是,由于肝硬化背景下的肝内胆管癌动脉期多数表现为不均匀或整体高增强,与肝细胞肝癌类似,容易误诊为肝细胞肝癌。肝硬化背景下的肝内胆管癌与肝细胞肝癌的治疗原则和预后存在明显不同,因此两者的鉴别诊断是临床十分关注的问题。

对造影剂消退过程的详细分析有助于提高鉴别诊断的准确性。与肝细胞肝癌相比,肝硬化背景下的肝内胆管癌造影剂廓清更快和更明显。以造影剂开始廓清时间<60秒,到门脉相晚期(90~120秒)消退为明显低增强为标准,鉴别肝硬化背景下的肝内胆管癌与肝细胞癌,灵敏度为78.8%,,特异性为88.0%,与增强CT(64.5%,81.3%)相当。

(3)肝细胞-胆管细胞混合型肝癌(combined hepatocellular-cholangio carcinoma):肝细胞-胆管细胞混合型肝癌相对少见,是肝硬化肝脏局灶性病变中第三常见的恶性肿瘤,其临床背景与肝细胞癌相似,多见于中老年男性,多数有慢性乙型肝炎或丙型肝炎病史,但其预后较肝细胞癌差,临床以手术切除治疗为主。超声造影可表现为肝内胆管癌增强模式或肝细胞癌增强模式,两种增强模式比例相近。如果患者甲胎蛋白与CA199同时升高,或者血清肿瘤标志物升高与超声造影表现不一致(甲胎蛋白升高而超声造影表现为胆管癌模式,或CA199升高而超声造影表现为肝细胞癌模式),应考虑到肝细胞-胆管细胞混合型肝癌的可能性,进而行穿刺活检以明确诊断。

（4）肝硬化背景下转移性肝癌和淋巴瘤均十分罕见，其增强模式符合恶性瘤特点。

（三）门静脉栓子定性诊断

1. 定义　门静脉血栓是门静脉管腔任何部位所形成的实性物质。管腔可完全闭塞或狭窄，涉及整个门静脉系统或任何一段的血液灌注。主要有两种：

（1）稳定的（血栓）栓子形成是指静脉内存在的单一凝血块，它往往是静止的，而且无明显临床症状。

（2）恶性（癌栓）栓子的形成大多是肝细胞癌的并发症，对它的鉴别意义重大，癌栓的出现会导致治疗方案的改变和疾病分期的升级。

2. 常规超声　栓塞的门静脉有时可能看似正常，但实际上充满血栓。然而，更多的时候栓子产生的反射回声使管腔内显示为低回声，而不是无回声。常规扫查应包括门静脉彩色多普勒和频谱多普勒。即使优化为缓慢血流条件，完全栓塞（闭塞）的门静脉管腔内仍探测不到血流信号。频谱多普勒检查中，如果栓子内可检测到动脉频谱则高度怀疑为癌栓，但这种方法的灵敏度不高。

3. 超声造影　稳定的血栓内部没有血供，在超声造影各期均表现为增强肝实质背景下的无增强区，尤其门静脉期显影最明显。癌栓与其来源的恶性肿瘤表现为相同的增强特点，包括动脉期快速高增强。大部分癌栓廓清速度较快，但也可见门脉期廓清缓慢而不明显的癌栓。

扫查时，应关注门脉内可疑栓子造影剂的充盈情况，因为癌栓内的血流灌注应该与肝动脉的微泡灌注相平行。门脉期在矢状面和轴面应仔细扫查肝脏，往往可以清晰显示门脉各分支内已廓清的肿瘤。

门静脉恶性栓子来源于哪个肿瘤有时很明显，而有时即使借助于超声造影也很难分辨。超声造影动脉期和门脉期的扫查可能会有所帮助。如果看见廓清区域，应进行重复造影以显示该区域动脉期的增强方式。

(四) 术中超声造影

1. 背景　对于肝脏手术切除的患者,即使术前进行标准的影像学检查,仍然可能误漏诊。术中超声是指导手术切除方案的"金标准"。近期研究结果表明,应用不同造影剂的术中超声造影,除了在确定肿瘤(转移癌或肝细胞肝癌)是否适合切除外,比常规术中超声、CT 或 MRI 有更好的敏感性、特异性和准确性,约 30% 的病例由于使用术中超声造影而改变了手术方案。

2. 术中超声造影技术　具有特殊造影功能的术中专用高频率探头是必不可少的,还需要含有耦合剂的探头套、腔镜套以及无菌超声仪控制面板外套。有些厂家可提供气体消毒的术中探头。

行全肝术中超声造影检查时,应寻找术前诊断的病灶,探查新病灶,确认病灶是否累及大血管或胆道。

对于血池造影剂术中超声造影的应用,与之前提到的经腹途径不同。正常肝脏术中超声造影延迟期的持续时间比经皮超声要短,为了扫描全肝或获取病灶动脉期增强方式,对已检出的病灶进行定性诊断,常需重复注射造影剂。但不论哪种造影剂,都应避免剂量过大,以免各时相超声波穿透性降低。

对于有血管后期的超声造影检查,恶性肝脏局灶性结节(FLL)的探查应从造影剂注射 10 分钟后开始。为确认是否为转移性病变,可再次注射造影剂观察动脉期增强模式。

3. 适应证和局限性

(1) 术中超声造影可用于:

1) 所有接受肝切除术患者的转移癌探查。

2) 对因肝细胞肝癌接受肝切除术的肝硬化患者肝内结节进行定性诊断,尤其是术中新探查到的结节。

3) 对接受肝切除术联合消融治疗的患者肝内隐匿性病灶的靶点确定。

(2) 术中超声造影的局限性:增强持续时间较短。

(五)射频消融治疗监测

1. 背景　局部治疗通常包括消融(无论使用何种仪器)、经动脉化疗/栓塞治疗、放疗等,在肝脏恶性肿瘤包括原发性肝癌和转移癌的治疗中发挥着重要作用。

常规超声常用于消融引导。它使用方便、应用广泛。然而,即使结合彩色多普勒技术,常规超声也不能提供消融范围的信息。组织灌注的评估对鉴别消融坏死区和残余肿瘤至关重要。

超声造影对下面的每一个过程都可以提供重要信息:

(1)评估拟行消融治疗的病灶(包括病灶数量、大小和增强范围,以及滋养血管),确定患者是否适合消融治疗并拟定最佳治疗方案。

(2)治疗中,可实时引导消融进针,特别适合常规超声显示不清的病灶。可通过融合成像确定常规超声未能检测到的病灶,并引导治疗。

(3)评价肿瘤局部消融治疗后疗效,判断肿瘤是否灭活,病灶有无残留活性及局部进展。

2. 局部消融术前评估　肿瘤大小的评估须包括病灶周围浸润范围及有廓清的富血供晕环。超声造影与常规超声相比,更清楚地显示肿瘤与周围组织的分界,更准确地确定肿瘤边界,显示肿瘤的真实范围。超声造影的动脉相及延迟相也可以显示更多常规超声显示不清的肝内转移灶。约56.4%的HCC患者超声造影后病灶测值增大,49.1%的HCC患者超声造影后病灶形态更不规则,13.4%的患者超声造影后发现更多病灶,14%的患者超声造影后避免了不适宜的消融治疗。因此超声造影对于制订最佳治疗方案具有重要的临床价值。

融合影像包括CT、MRI、超声造影,可以完善术前消融方案,能提供准确的肿瘤空间信息,确定需覆盖肿块消融区的数量和体积,从而达到精准治疗且有足够的消融安全边界。

术前超声造影图像和(或)视频格式应妥善保存,以便与术后造影对比评估疗效。

3. 消融治疗监测与术中反应评估

(1)治疗引导与检测:当被消融病灶显示清楚时,插入消融针或消融电极进行治疗。当目标病灶定位困难时(例如病灶较小、位置较复杂),可以应用超声造影或 CT/MRI 的融合成像进行引导消融。融合成像超声造影图像上可显示虚拟消融针道,为消融治疗提供便利。

(2)术中治疗反应的评估:常规超声可监测热消融引起的强回声"云雾"状气体团的消散,消散通常需要 5~15 分钟。

对于每个治疗病灶,术中评估的参数设置同术前。扫查影像应以图片和(或)视频格式存储,以便与消融术前存储影像相比较。如果进行补充消融,应再注射造影剂进行评估。

4. 消融后疗效评估与图像分析 实体肿瘤疗效评估标准指南(response evaluation criteria in solid tumors,RECIST)已经不适用于肿瘤局部治疗的疗效评估,这是因为治疗后坏死区和肿瘤大小关系不密切。热消融治疗后,消融后坏死的肿瘤大小基本保持不变,而那些收缩的肿瘤也有可能还有部分存活。

RECIST 标准已在肝细胞肝癌方面进行了修订,强调完全消融的影像指标是术前任何超声造影图像上显示的增强区域消失,必须对每个消融肿瘤做整体容积的全面评估。消融坏死区的体积应与术前肿瘤体积相比较。通过 CECT 或 CEMRI 的实时融合成像可以对比评估同一病灶的坏死区体积和术前肿瘤体积。

对于低增强的病灶(如大多数转移性肝癌)治疗程度的评估,可以通过比较病灶治疗前和治疗后凝固或坏死区的大小和位置来评估,也可以看是否达到足够的消融安全边界来判定。即使是小的肝细胞肝癌(肿瘤 5~10mm)周边也可出现卫星灶,建议肝转移癌和肝细胞肝癌的消融治疗都要考虑其安全边界的厚度。

常规超声往往很难显示肿瘤消融后的局部复发。延迟期或血管后期扫查与随后二次注射造影剂的动脉期扫查,在任何可疑区域确定有无肿瘤特性的增强,有助于鉴别消融区周边肿瘤的复发。超声造影可以用来引导活检穿刺和其他的治疗。虽然超声造影对确诊局部复发有较高的诊断价值,但 CT 和 MRI 可更好地整体观察肝脏,探测远处的肝内或肝外肿瘤病灶,在这一方面不能被超声造影所取代。

在消融后的早期(前 30 天)评价中,沿坏死区域边缘可见一条薄而均匀的环形增强,与 CECT 所见相似,通过对比消融前后的图像,可以避免将消融区周边充血带误诊为残存肿瘤病灶。目前的研究结果表明,消融后 1 个月的超声造影复查,肿瘤残留病灶检出的敏感性明显高于消融后即刻或 3 天内的超声造影检查。

5. 超声造影使用建议和适应证

(1)作为 CECT/CEMRI 的补充方法,对目标病灶进行治疗前分期和血供的评估。

(2)引导在常规超声中边界显示不完全或不清晰的病灶的穿刺针定位。

(3)消融后的即刻疗效评估,并引导对残留的未被消融的肿瘤即刻补充治疗,有学者报道,通过这种方法可使第一疗程中的肿瘤的不完全消融率从 16% 降至 6%。

(4)术后随访有 CECT 或 CEMRI 禁忌证或结果不明确时,可用超声造影监测肿瘤局部的进展。除 CECT 和(或)CEMRI 之外,随访过程中也可用超声造影,建议超声造影进行整体容积评估。

(六)肝移植

移植肝术后超声造影观察的主要内容包括:肝动脉是否通畅,包括有无栓塞、狭窄及闭塞、动脉瘤形成;门静脉是否通畅,包括有无栓塞、狭窄及闭塞;根据术式了解肝静脉和(或)下腔静脉的通畅性,包括有无狭窄、闭塞或栓塞;在成人活体部分肝移植中,根据术式有可能需了解桥静脉的通畅情况;必要时可以观察胆管并发症,如胆瘘、胆道扩张、胆道缺血等;必要时帮助了解移植术后复杂积液的性质;帮助了解移植后肝内外团块的性质;必要时帮助了解移植肝脏的灌注情况。

1. 肝动脉并发症肝动脉栓塞(hepatic artery thrombosis, HAT) 文献报道,超声造影肝动脉的显示率为98%~100%, HAT 造影超声的直接表现是肝动脉造影后动脉期不显影,并可能出现继发改变,如胆道扩张及管壁缺血、胆汁瘤、肝脏梗死、肝脏脓肿等,除此之外超声造影能够明显缩短肝动脉检查所需的时间,降低彩色多普勒超声的假阳性诊断率,减少 DSA 的检查。

有学者认为,超声造影可较好地显示肝动脉主干及可能的狭窄部位或者显示肝动脉周围的侧支循环,但也有学者认为 Tardus parvus 波形是一个筛查肝动脉狭窄的较好指标,而超声造影对肝动脉狭窄诊断价值有限,基本等同于彩超。其他:超声造影对扭曲的肝动脉显示较二维超声及多普勒超声更加明确和直观,造影超声有可能帮助了解肝动脉瘤时肝动脉主干情况及吻合口情况。

2. 门静脉并发症　门静脉并发症包括门静脉栓塞、门静脉狭窄及门静脉瘤,超声造影对门静脉并发症诊断作用主要是帮助部分困难患者清楚显示门静脉管腔、确认门静脉血栓。

3. 胆道并发症　主要包括胆瘘、胆道狭窄及胆道梗阻,超声造影的作用在于帮助判断胆道并发症是否继发于肝动脉并发症,如是否有胆道壁增厚及灌注不良。

4. 肝周积液　可在肝周各间隙出现,如右肝上间隙、胆囊窝、右肝下间隙、左肝周围间隙等,血肿及胆瘘是较常见的原因,超声造影可通过了解其内有无血供而鉴别复杂性积液与其他实性占位。

5. 移植肝　肝实质灌注肝脏移植涉及肝脏所有管道的吻合和重新建立,这些管道的任何一部分出现异常都可能引发相应肝实质区域的改变,有时二维超声难以体现,而超声造影由于能显示微灌注情况,可以给临床提供更多更敏感的灌注信息,但是目前这方面的研究尚不多。

6. 移植后肝脏恶性肿瘤 由于肝移植后免疫抑制剂的使用,术中肿瘤复发并不少见,其表现见肝脏肿瘤部分。

7. 局限性

(1)在术后早期,伤口、外科敷料及皮下气肿会影响检查透声窗。

(2)对于劈裂式肝移植或活体部分肝移植患者,因局部解剖结构复杂可造成检查困难。

(3)通常肝前叶因手术切口或肠气遮挡,局部肝动脉及门静脉显影困难。

8. 注意事项

(1)当下腔静脉侧-侧吻合时,供体静脉远端会形成血栓,易误诊为包膜下血肿。

(2)腹腔积液常聚积在肝圆韧带周围,随访检查中易误诊为复杂性囊肿。

(3)了解外科手术过程,包括是否使用补片、复杂的吻合技术和供体肝脏的状态,有助于进行分析。

(4)当用超声造影观察管腔形态时,需要结合多普勒超声判断血液流动状态。

(七)造影定量分析与恶性肿瘤疗效监测

1. 背景 对于超过 2~3mm 的肿瘤来说,肿瘤新生血管形成是肿瘤生长的关键阶段。肿瘤的新生血管是新型抗癌治疗和多种抗新生血管生成或抗血管治疗的重点观察目标。动态超声造影作为一项新的临床检查手段,可监测化疗药物的疗效。需要设定标准严格的切面。

2. 定量分析参数

(1)和血容量相关的参数:峰值强度(PI);曲线下面积(AUC);充盈区面积(AUWI);廓清区面积(AU\NO)。

(2)和血流灌注相关的参数:达峰时间(TPI);上升支斜率

(SWI)。

（3）和动静脉交通相关的参数：平均渡越时间（MTT）。

（4）另外，也可以绘制随时间变化的 TIC 特征图像，并以彩色编码加以显示。

（5）肝静脉渡越时间：造影剂到达肝动脉、门静脉及肝静脉的时间可以测量并计算其渡越时间。肝脏恶性肿瘤肝动脉/门静脉至肝静脉的渡越时间会缩短，可能是由于恶性肿瘤内血管功能不全或存在动静脉异常交通所致。但这种情况也可以发生在肝硬化患者中，因此这是非特异性的，使其诊断价值受到限制。对慢性肝炎分期诊断方面的使用同样也受到了一定程度的限制，因为肝炎不同阶段有部分重叠，尽管各组间有统计学差异。

3. 抗癌药物疗效评估　虽然抗血管生成药物治疗常导致组织坏死，但是肿瘤并不迅速缩小，所以功能性超声造影成像适用于早期疗效评估。RECIST 和 WHO 制订的疗效评估是以肿瘤大小改变为标准，没有涉及肿瘤微循环灌注信息的改变，已不能满足临床的需求。

学者们通过对各种类型肿瘤的抗血管生成药物治疗的研究证实了动态超声造影可以早期评估药物疗效，对于抗血管生成药物治疗反应不佳的患者，应及时调整治疗方案，减少病情延误和昂贵治疗费用的浪费。

七、意义及局限性

对于肝脏局灶性病变定性的描述，超声造影、增强 CT 和增强 MRI 的动脉期，门脉期和延迟期的增强方式一般都是类似的。不同之处在于超声造影可以实时显示动脉早期增强特点，但往往观察切面较固定而影响对其他部位的整体判断，导致漏诊。而 CT 和 MRI 由于扫查时间的限制，有时会遗漏重要期相的灌注信息。另外对于某些病变，由于 CT 和 MRI 对比剂在门脉期和延迟期扩散到肿瘤细胞间质，掩盖廓清过程，导致误诊或漏诊。

1. 超声造影分辨率相对有限,最小可探测病灶的直径范围为 3~5mm,小的肝脏局灶性病变可能漏诊。

2. 膈下病灶,尤其是 S_7 和 S_8 段病灶,常规超声和超声造影都可能探测不到,如换成肋间扫查或让患者取左侧卧位,有助于减少盲区限制。

3. 因为超声造影穿透力有限,尤其是对于脂肪肝患者,很难探测到位置较深的病灶。通过改变患者体位,使探头与病灶更接近,或降低探头发射频率,也可以提高超声造影对肝脏深部病灶的显示能力。

4. 镰状韧带和周围脂肪组织由于血管较少,超声造影呈低增强,与肝脏局灶性病变相混淆,应注意观察和区别。

目前造影特异性成像技术能够有效地消除组织的基波信号,仅提取二次谐波信号。正确的设置超声显像和扫描方式可以有效地避免伪影,组织显影不佳的两个最常见的原因是不适宜的 MI 和增益设置。

八、注意事项

1. 在进行超声造影的实施和结果分析时,应结合患者的临床资料和实验室检查结果。

2. 当结节位置较深时(>8cm),且常规超声显示较差,超声造影对病灶的显示可能变差。如果增加造影剂的使用剂量,病灶和近场肝实质的回声信号同时增加,反而使病灶显示不清,效果甚至更差。因此无论使用哪种造影剂,应避免大剂量使用,以免造成各血管时相显影穿透力降低。

3. 当常规超声显示肝实质粗糙时,可能不易发现小结节病灶,从而导致超声造影动脉期难以选择固定扫查区域,必要时可采取多次注射分别观察左肝和右肝结节。

4. 对于因门脉血栓而完全堵塞的肝内结节,肝实质灌注完全依赖于动脉供血,减少造影剂剂量(常用剂量的一半或更少)可降低信号的饱和度,并提高肿瘤的显影。

5. 当超声造影呈典型的增强模式结合相应的临床资料,

可对血管瘤、肝脏局灶性结节性增生、局灶性脂肪变和恶性肿瘤给出明确的诊断结果。如果肝局灶性病变的超声造影增强模式不典型时，需要进一步检查，主要包括增强 CT 和（或）增强 MRI 或穿刺活检。

九、报告内容及要求

1. 常规超声　肝实质、血管（肝动脉、门静脉、肝静脉 / 下腔静脉）、胆道、肝周围间隙的二维及多普勒超声的表现及特征。

2. 超声造影　包括造影剂推注方式、剂量，病灶增强的程度、方式、形态及 3 个血管相的动态变化过程，包括增强开始时间及消退开始时间。某些造影剂还包括血管后期的增强表现。

3. 有无不良反应。

4. 常规及造影超声提示。

第十二章　肝脏介入诊疗超声造影

一、适应证

1. CEUS 引导穿刺活检

（1）其他影像学检查怀疑但不能确诊的病变,常规超声不能显示或显示不清者。

（2）无法区分活性部位和坏死区域的病灶。

（3）同一病变存在多种增强模式,需在 CEUS 引导下进行特定部位或多部位的穿刺活检。

2. CEUS 在肝肿瘤局部消融治疗中的应用

（1）治疗前检出病灶、筛选适应证,辅助消融治疗方案的制订。

（2）治疗中引导穿刺以及局部疗效的即刻评估。

（3）治疗后长期疗效的随访监测及疗效评估。

3. 其他介入操作

（1）肝脓肿穿刺引流中识别液化坏死区以及评估脓腔是否与胆道相通。

（2）肝囊肿硬化治疗中观察囊腔是否与胆道相通。

（3）胆系介入操作中用于观察胆道梗阻的部位、程度以及引流管的放置位置。

（4）TACE 治疗后的疗效评估。

（5）肝脏介入操作后出血并发症的监测。

二、检查前准备

1. 告知患者并签署知情同意书。

2. 详细询问病史,排除禁忌证。

3. 了解患者的基本临床资料,明确检查目的。

4. 根据检查目的准备好检查前以及检查后后续操作所需要的相关器械或药品,如活检针、引流管及消融电极等。

三、检查方法

1. 穿刺活检 对拟消融的病灶进行常规超声扫查,参照 CECT 或 CEMRI 对病灶进行定位,必要时应用融合导航成像技术辅助。首先局部消毒铺巾、局麻,准备好穿刺针具。注射造影剂后,在肿瘤范围显示最大、边界最清楚时进行穿刺。根据取材的目的和满意程度,必要时可进行多次 CEUS 引导下穿刺活检。

2. 肝肿瘤的局部消融治疗

(1) 治疗前:首先在注射造影剂后有顺序地搜索式扫查全肝,不遗漏每一个肝段和死角,直至扫查充分或造影剂完全清除,然后对消融的病灶再次进行扫查;对于 CECT 或 CEMRI 检测出的病灶,对照 CECT 或 CEMRI 的图像或采用融合成像技术,确定病灶位置,然后注射造影剂,观察其增强表现。

(2) 治疗中:对于常规超声不能显示或显示不清的病灶,在注射造影剂后肿瘤显示最清晰的时相引导穿刺;评估消融是否成功是在消融灶内强回声团消失后施行,热消融一般于治疗后 15~30 分钟进行 CEUS 检查,对于酒精消融病灶强回声团消失较慢者,可于次日检查。

(3) 治疗后:判断局部疗效的时机一般为治疗后 1 个月;治疗后随访检测按照随访相关的规范进行。

3. 其他介入操作 根据检查目的、患者情况以及使用仪器,经肘正中静脉使用穿刺针、引流管等注射合适剂量的造影剂。关于 CEUS 对肝肿瘤 TACE 治疗后疗效评价的实施时机,尚无统一意见。

四、临床应用

1. CEUS引导下的穿刺活检 CEUS可以清晰地显示肿瘤组织以及肿瘤组织中的血管,CEUS引导穿刺活检可有效避免坏死组织的取材,减少假阴性结果。对于常规超声不能显示或显示不清的病灶,通常选择时间较长的门静脉期或延迟期穿刺,对于门脉期或延迟期显示不清或对病灶的不同部位进行穿刺时可根据需要选择动脉期穿刺。研究报道,CEUS可使穿刺活检的适用范围增加10%。

2. CEUS在肝肿瘤局部消融中的应用

(1)消融治疗前:CEUS可在消融治疗前对病灶进行评估,包括病灶的位置、数量、大小、滋养血管以及与周围组织器官的关系,筛选适应证并指导制订合适的治疗方案。常规超声显示不清的病灶可通过CEUS的三期增强模式对疾病进行定性定位诊断,若病灶位置位于超声检查的盲区,则需要通过CEUS联合CT/MRI进行融合成像导航。

(2)消融治疗中:对于常规超声不能显示或显示不清的病灶,可在CEUS或3D-CEUS的引导下进行电极的置入,以确保肿瘤能完全消融。CEUS可用于治疗后即刻评估操作技术是否成功。技术成功的标志是消融区域范围完全覆盖肿瘤,三期为无增强。若覆盖不全或肿瘤残存,表现为动脉期不规则或结节状高增强,门脉期及延迟期增强消退。这种增强模式与热消融后通常出现的充血反应带类似,但后者为消融灶周边比较完整的环形增强,应注意鉴别。

(3)消融治疗后:通常在消融治疗后1个月通过CECT或CEMRI来评估消融局部疗效。但受到造影剂过敏、价格昂贵或患者无法配合等限制,CECT或CEMRI在局部疗效的评估和随访监控中的应用受到一定限制。此时可通过CEUS进行局部疗效的评估。完全消融表现为三期无增强,消融不全表现为动脉期局部结节状增强,门脉期或延迟期减退为低增强。

研究表明,消融治疗后 1 个月,CEUS 和 CECT 对残癌具有相当的诊断效能。但 CEUS 仅获得二维图像,对肿瘤或消融区域的空间立体结构显示困难,3D-CEUS 可提高诊断效能。

3. 其他介入操作

(1) 肝脓肿引流:CEUS 可在穿刺前用于脓肿液化与否的判断以及未液化脓肿与肿瘤的鉴别诊断。在操作中怀疑有误穿或引流管错置时,可通过向穿刺针或引流管内注射超声造影剂,从而确定穿刺针或引流管的位置。穿刺或置管成功后,向腔内注射造影剂,从而判断脓腔是否与胆道相交通,以修改治疗方案。

(2) 肝囊肿硬化治疗:CEUS 可用于确定穿刺针或引流管的位置。但更为重要的是,通过在囊腔内注射超声造影剂,可用于判断囊腔与胆道之间是否存在交通,指导下一步治疗操作。若囊腔内造影剂进入胆道,则不宜进行硬化治疗,避免造成胆道损伤。

(3) 胆系介入操作:在超声引导下的胆道系统取石或胆汁引流等相关的介入操作中,可通过向穿刺针或导管内注射造影剂,以确认穿刺针或导管位置是否满意,同时可对胆道梗阻的原因、部位及程度进行诊断。

(4) TACE 治疗后疗效评估与随访:TACE 治疗后的患者肿瘤内大量沉积的碘油可干扰 CECT 的诊断结果。而 CEUS 不受碘油沉积的影响,可用于 TACE 治疗后局部疗效的评估,检出的残癌可在 CEUS 引导下进行热消融治疗,以提高局部疗效。

4. 介入操作后即刻并发症的监测　CEUS 在检测肝脏超声引导介入操作后的出血并发症中具有明显的优势。在治疗后怀疑有出血的患者可进行 CEUS 检查,明确出血的来源和程度。对于保守治疗无效者,可在 CEUS 引导下进行药物注射或热消融等止血治疗。

5. 融合成像导航超声造影　融合成像导航技术能够将实时超声影像和另一种能够提供全方位器官扫描的影像(如

CT、MRI)融合在一起,其主要优点在于能够更好地显示和描述常规超声难以显示或无法探及的肝脏病灶。该技术与CEUS联合应用在肝脏肿瘤的消融治疗中发挥着重要作用,包括:①对常规超声无法显示的病灶,融合成像导航CEUS能够显著提高病灶的检出率,可准确定位并引导穿刺;②与3D-CEUS联合对肿瘤消融治疗前后进行对位比较,能较准确地判断消融范围是否达到安全边界,弥补了单一超声造影无法判断安全边界的缺陷。

五、局限性

主要源于超声成像技术固有的局限性:

1. 在受检者体型肥胖、有消化道气体或肺气的干扰、病灶位置过高过深、呼吸配合不好等情况下,如常规超声不能清晰地显示病灶,CEUS也难以获得满意的造影效果。

2. 2D-CEUS仅能提供二维图像,尤其在持续时间较短的动脉相无法全方位的显示病变的整体情况。3D-CEUS检查能捕捉到病灶的全部容积信息,可对病灶进行任意方向的观察。

3. CEUS检查效能受到操作者经验的影响,可能出现漏诊,且任意切面的成像使得CEUS检查之间的可重复性差。

4. 对于病灶与周围组织器官的毗邻关系显示不如CT或MRI清晰、全面。

六、报告内容及要求

1. 穿刺活检中应描述活检病灶的三期增强表现,CEUS引导下活检病灶的特定部位,病灶的不同部位活检时应分别描述增强表现。

2. 肝肿瘤局部消融治疗CEUS检查报告的内容应包括:治疗前病变部位、数目、大小、形态、病变的三期增强表现以及与周围组织相比造影剂分布的特点,如多个病变,增强表现相同者可一并描述,否则应分别描述;治疗后全部消融灶三期的增强表现。

3. 其他介入操作中 CEUS 检查报告内容应根据操作和检查的目的而定,在肝囊肿和脓肿引流腔内造影时,应注意描述腔的位置、大小、形态、穿刺针或引流管的位置以及是否存在造影剂外漏、是否与胆道相交通等。胆道造影时报告内容应包括胆道走行、通畅程度、梗阻部位、狭窄程度以及病灶内有无造影剂分布等。在 TACE 治疗后疗效评估中应注意与治疗前 CEUS 检查相对比。

第十三章　胆囊超声造影

一、适应证

1. 胆囊腔内异常回声的鉴别诊断　胆囊腔内不移动的沉积物或声影不明显的结石与隆起性病变或实质性占位病变（息肉、腺瘤、癌等）的鉴别。

2. 胆囊息肉样病变的良恶性鉴别。

3. 胆囊癌浸润范围及肝转移情况的判断。

4. 胆囊炎急性发作怀疑穿孔时，帮助明确诊断。

5. 急性胆囊炎时，了解胆囊床周围或腹腔内积液或脓肿形成情况。

二、检查前准备

检查前患者应避免使用影响胆囊收缩的药物，同时需禁食 8 小时以上，以保证胆囊内有足够的胆汁充盈、同时不受肠气干扰。

三、检查方法

1. 体位　患者一般采取平卧位。必要时可根据实际情况采取左侧卧位或右侧卧位，甚至半卧位或俯卧位以观察病灶随体位的变化情况。

2. 扫查方向　根据胆囊的体表投影位置，憋气后于右侧肋缘下或右肋间斜向扫查，多切面、多角度显示胆囊及病灶的最大切面,以获得最佳二维观察图像,对胆囊内隆起性或息肉样病变,应注意显示病变基底部。

3. 仪器调节及基本操作

(1) 仪器调节及常规超声检查:常规超声观察并记录胆囊大小、形态、胆囊壁厚度及完整性、胆囊内病变的部位、数量、大小、形态、基底部及血流等情况。还应记录胆囊周围肝脏、邻近胆管及相应区域淋巴结情况。造影条件:与肝脏造影调节参数设置相同。造影时推荐采用双幅成像技术以便准确定位目标病变。同样因为胆囊病变多较小,可考虑使用局部放大功能,便于观察病灶内部或基底部的细微特征。另外在扫查过程中,也要注意患者呼吸的配合,尽量确保观察部位位于屏幕的中央区域。

(2) 造影剂给药途径、剂量和方式:给药途径和方式基本同肝脏超声造影检查。根据使用仪器不同剂量可有所区别,一般推荐用量在 1.0ml 或以上,或 0.02ml/kg。

(3) 计时及图像存贮:注入造影剂同时启动计时器,对胆囊连续观察不少于 2 分钟,延迟期行全肝扫查,了解有无周围肝脏浸润或肝内转移,整个造影过程连续观察至造影剂廓清,并将所有静态及动态图像存储于仪器硬盘中。

四、观察内容

1. 时相及分期　目前多采用的胆囊超声造影时相分期方法是将开始注入造影剂至第 30 秒定义为增强早期(或动脉期),第 31 秒至不少于 180 秒定义为增强晚期(或静脉期)。

2. 参照对象　胆囊病变增强水平可以参考正常胆囊,也可以肝脏作为对照。

3. 增强开始时间　是指胆囊病变、胆囊壁及周围肝实质的增强开始时间,即造影剂到达时间。

4. 增强程度　增强程度与病变周围胆囊壁或同一深度周围肝实质增强程度对照,分为无增强、低增强、等增强及高增强。当病灶内部增强程度不一时,应以内部最高增强程度为准,即使该增强部分范围较小。

5. 增强形态及分布　增强形态一般分为均匀或不均匀增强。判断增强形态一般以增强早期为准。均匀增强是指病灶内部增强处于同一水平。不均匀增强指病灶内部可见不同增强水平的区域,各种增强水平的比例及分布不一。病变内部血管定义为:在增强早期造影剂刚进入时,部分胆囊占位性病变内部可以观察到血管形态,分为点状、单支状、分支样及不规则状等。

6. 囊壁完整性　胆囊为空腔脏器,CEUS 检查时还需重点观察胆囊病变基底部附着处胆囊壁的完整性。胆囊壁的完整性分为完整和不完整。胆囊壁完整时可显示胆囊内壁及外壁的线样结构,连续性好。胆囊壁不完整时常见胆囊内、外壁线样结构显示不清,外壁与周围肝组织无法区分,壁内层与病变基底部分界不清;或可见内壁及外壁均显示不清;三者都属于胆囊壁完整性遭到破坏。此外,病变附着处胆囊壁的异常高增强或增厚也多提示胆囊壁结构的破坏;胆囊壁完整多见于良性病变,胆囊壁不完整多见于胆囊癌,但也可见于一些炎性病变。

7. 增强方式　增强方式主要反映增强水平或增强形态随时间的演变过程。增强水平从增强早期到增强晚期的变化主要有:高增强→高增强;高增强→等增强;高增强→低增强;等增强→等增强;等增强→低增强;低增强→低增强;或持续无增强等多种形式。增强方式主要有:病变由周边向中心增强;病变整体增强;病变周边部增强;病变分支或分叶状增强。

五、临床应用

1. 正常胆囊　胆囊壁有以下几层结构:黏膜层具有数量和高度不等的分支状皱襞;固有膜由疏松结缔组织组成;肌层由疏松排列的环状、纵行以及斜行的平滑肌纤维组成,直接毗邻固有膜,两者之间没有黏膜下层;肌层周围结缔组织层(浆膜下、外膜)由不同量的胶原纤维、弹力纤维及脂肪组织组成。

胆囊、胆囊管由胆囊动脉和肝固有动脉的分支供血,胆囊动脉通常为肝右动脉的分支,多数位于肝、胆囊管和肝总管形成的胆囊三角(Calot 三角)内。部分胆囊动脉起源于肝固有动脉、肝左动脉、胃十二指肠动脉或直接起始于肠系膜上动脉。此外,肝内也有一些小动脉经胆囊床参与胆囊壁的供血。

正常胆囊的 CEUS 表现:

(1)注入超声造影剂后,正常胆囊开始增强时间早于肝实质,增强早期胆囊壁迅速呈高增强表现,胆囊壁呈均匀的线状增强,囊壁厚薄均匀、连续、完整;与周围肝实质分界清晰。随着肝实质强化逐渐增高,胆囊壁与相邻肝实质可呈等增强。

(2)仪器分辨力较高或采用高频探头造影时,胆囊内外壁可呈现两条平行的细线状高增强,其间为低增强或等增强。

(3)至增强晚期胆囊壁强化逐渐消退为等或低增强。

(4)胆囊腔内的胆汁表现为持续的无增强。

2. 胆囊炎

(1)急性胆囊炎 CEUS 表现

1)胆囊肿大,胆囊壁增厚呈"双边影",胆囊壁与肝动脉同步增强,早于周围肝实质。胆囊内壁和外壁同步增强,有时内壁增强快于外壁,内外壁呈平行线状增强,囊壁连续、完整,其间可见低增强带,显示"双轨征"的增强表现。

2)胆囊壁增厚不明显者可见胆囊壁全层明显均匀增强,边界清楚,与肝脏或周围组织分界清晰。

3)造影剂消退早于周围肝实质,呈低增强,直至造影剂廓清。

4)部分急性胆囊炎出现穿孔时,可见胆囊内壁或外壁线状增强出现中断或不连续的现象,出现穿孔时表现为高增强的胆囊壁中间出现节段性的无增强带,同时,在无增强带旁胆囊周围可见外溢胆汁所致的包裹性无增强区。部分胆囊炎周围肝实质因炎性充血性改变,增强早期呈现片状不规则高增强,至增强晚期可呈等增强或低增强。

5）胆囊炎可合并结石、胆泥或血块形成，后者表现为持续的无增强。

（2）慢性胆囊炎 CEUS 表现

1）慢性胆囊炎胆囊壁增厚不明显者，早期可见胆囊壁高增强，囊壁连续完整，晚期减退呈低增强。

2）慢性胆囊炎胆囊壁增厚者，可表现为造影早期胆囊壁不均匀高增强，晚期呈低增强，胆囊壁连续。仪器分辨率高时，可显示胆囊内外壁平行的线状结构；长期的慢性胆囊炎反复急性发作，可表现为胆囊内外壁层次不清，或与周围组织分界不清。

（3）鉴别诊断

胆囊炎与胆囊癌：长期慢性胆囊炎可致胆囊壁均匀或不均匀增厚，与周围组织粘连、边界不清，合并胆囊内胆泥淤积或胆色素性结石形成时可表现为胆囊内实性回声填充，常规超声常易误诊为胆囊癌。超声造影能显示炎性水肿的胆囊壁呈同步增强表现，胆囊壁连续、不中断，而囊内实性回声如为胆泥，则表现为无增强；而胆囊癌在 CEUS 上表现为囊壁中断、破坏、层次不清，与周围胆囊壁在增强形态和水平上有差别，周围肝实质受侵犯时，可呈肝转移癌的相应表现。因此，超声造影能提高胆囊炎与胆囊癌的鉴别诊断。

3. 胆囊内胆泥　胆囊内胆泥多与胆囊炎、胆囊结石、胆囊癌或其他疾病合并存在，或出现于长期禁食患者中。

（1）CEUS 表现

1）病灶增强早期与增强晚期均呈无增强。

2）如合并胆囊炎、胆囊息肉、胆囊癌或其他疾病时，会出现相应的 CEUS 表现。

（2）鉴别诊断胆泥与胆囊内肿物：胆囊内胆泥，常规超声一般可确诊，但部分胆泥附壁不随体位改变移动时，或胆囊腔内充满胆泥时，易与胆囊肿物（胆囊息肉、腺瘤、胆囊癌）混淆；因胆泥在超声造影后不增强，与胆囊内肿物有显著区别，因而可通过超声造影加以鉴别。

4. 胆囊腺肌增生症　胆囊腺肌症以黏膜上皮增生增厚，延伸至胆囊肌层，形成罗 - 阿窦（Rokitansky-Aschoff 窦），罗 - 阿窦与胆囊腔之间有管道相通，形成假性憩室。憩室内可见胆固醇沉积物。可分为弥漫型（弥漫性或腺样增生性胆囊炎）、节段型和局灶型。

（1）CEUS 表现

1）病变处增强早期常表现为稍高增强或等增强，增强程度也可稍低于周围正常胆囊壁。胆囊壁内膜与外膜连续完整。

2）增强形态多不均匀，病变区域可见由罗 - 阿窦形成的多个小的无增强区，典型者呈蜂窝状改变。

3）部分节段型或局灶型可表现为增强早期病灶周边内膜和外膜呈环状高增强，向病灶内灌注，内部见灶状低或无增强。

4）晚期增强多减退为低增强。

（2）鉴别诊断：胆囊腺肌增生症与胆囊癌：常规超声显示胆囊腺肌增生症与胆囊癌有时容易混淆，均可表现为胆囊壁的增厚，超声造影可帮助鉴别诊断，造影显示胆囊腺肌增生症的胆囊壁内膜与外膜连续、完整，而胆囊癌囊壁破坏，层次不清。

5. 胆囊息肉　胆固醇性息肉常见，占良性息肉的 50%~90%，病理特征是小、多发、软、黄色、有蒂，常呈桑葚状。增生性 / 化生性息肉约占 25%，可以有蒂或无蒂，常多发，它们是增生性 / 化生性黏膜内的局灶性隆起，呈颗粒状或绒毛状。炎症性息肉占 15%，无蒂，单发或多发，特征性组织学改变是慢性炎性肉芽组织，可见到较丰富的纤维组织。

（1）CEUS 表现

1）病灶与胆囊壁同步增强，早于肝实质，多数呈迅速均匀等 ~ 高增强。消退快于肝实质，一般造影剂注射 50 秒后变为均匀低增强。

2）推注造影剂后息肉基底部显示更清楚，可见窄的基底部与胆囊壁相连。

3）病变内部血管形态多为均匀的点状分布,较大的息肉可见单支状或分支状血管分布。典型者可见细小血管经息肉的蒂从胆囊壁延伸入息肉内。

4）基底部胆囊壁连续性完整,未见中断,无异常增强、无增厚,可见黏膜及外壁的线状高增强形态。

（2）鉴别诊断:胆囊息肉为非肿瘤性病变,如无临床症状,无需手术切除胆囊。因此,胆囊息肉与胆囊肿瘤性病变（腺瘤或胆囊癌）的鉴别尤为重要。多数胆囊息肉通过常规超声即可确诊,较大的胆囊息肉在常规超声上有时与腺瘤或息肉样结节型胆囊癌的鉴别存在困难。超声造影在鉴别 1cm 以上的息肉与腺瘤或息肉样结节型胆囊癌具有一定临床意义。通常病灶基底部如增强范围较宽,增强程度高、动脉期病变内可见分支型血管结构,多提示腺瘤可能性大。当造影观察到病灶的较宽基底与胆囊壁分界不清,局部胆囊壁增厚、层次不清楚或与周围肝脏分界不清时,应警惕息肉型胆囊癌的可能。

6. 胆囊腺瘤　腺瘤较为少见,有短蒂或无蒂,典型者为单发、红棕色,直径常较大。表面可光滑、桑葚状或颗粒状。病理根据其结构特征可分为管状型、乳头状型和管状乳头状型。胆囊腺瘤为良性肿瘤性病变,有恶变倾向,尤其乳头状腺瘤被认为是癌前病变。

（1）CEUS 表现

1）胆囊腺瘤的 CEUS 表现与息肉基本相同,但肿物直径较大,基底较宽。

2）增强早期快速均匀高增强,直径大于 1cm 的腺瘤动脉期多数可以观察到分支型血管结构。腺瘤增强消退缓慢,病灶增强变低时间平均为 50 秒以上,晚期逐渐减退为低或等增强。

3）腺瘤基底部胆囊壁连续性完整,未见中断,可见黏膜及外壁的线状高增强形态;肿瘤附着处壁结构的异常增强或增厚,需警惕腺瘤伴恶变可能。

（2）鉴别诊断:胆囊腺瘤为肿瘤性病变,有恶变倾向,需手术切除治疗。因此,与胆囊息肉和息肉样结节型胆囊癌的鉴别尤为重要。鉴别诊断时重点观察造影后病灶基底宽度、基底附着处胆囊壁厚度及胆囊壁的连续完整性。

7. 胆囊癌　病理大体表现可分为三种类型:息肉型、肿块型和厚壁型。组织学类型多为腺癌。

(1) CEUS 表现

1) 绝大多数胆囊癌增强早期呈迅速高增强,增强早于周围肝实质。

2) 肿瘤多迅速减退为低增强,开始减退时间为20~40秒,早于胆囊良性病变。

3) 增强早期肿瘤血供较丰富,常可见滋养血管进入病灶内部;病灶内部血管构筑多呈树枝状或不规则状,排列杂乱。

4) 息肉型胆囊癌多较小,呈圆形或椭圆形,边界清楚,部分呈息肉样改变。肿瘤增强均匀,局限于胆囊腔内。肿瘤基底部胆囊壁受侵犯时,胆囊壁增厚、异常高增强、囊壁层次不清,或与周围肝脏分界不清。部分早期胆囊癌胆囊外壁可保持连续完整。

5) 肿块型病灶较大,增强早期强化不均匀。常侵犯周围肝实质或肝门胆管形成不规则形肿块,边界不清。胆囊壁连续性及完整性破坏,各层次结构不清,甚至胆囊腔消失。增强晚期减退为低增强后肿瘤边界显示更清楚,侵犯范围更明确。

6) 厚壁型则不形成明确肿块,表现为胆囊壁明显增厚,增强早期呈高、等或低增强,囊壁层次不清,正常"双轨征"消失,晚期呈边界清楚的低增强。

7) 胆囊癌易浸润周围肝脏或转移至肝脏。延迟期扫查受浸润的周围肝实质呈低增强。转移至肝脏时可见多发圆形低增强病灶,造影剂廓清较明显,多呈现为显著的低增强。

(2) 鉴别诊断与临床意义:超声造影能提高常规超声对胆囊疾病良恶性的鉴别,尤其对于相对较小的息肉型胆囊癌与胆囊息肉和胆囊腺瘤的鉴别帮助较大。此外还可准确鉴别胆囊癌与胆囊内凝血块、胆泥团等沉积物。

对于已侵犯肝实质形成较大肿块者,常规超声诊断胆囊癌并不困难,但超声造影后肿块边界及对周围组织的浸润范围显示更加清晰。

另外,超声造影对胆囊癌肝脏转移灶的检出率经证实较常规超声明显提高。

六、局限性

关于胆囊超声造影的临床价值,尚存争议。2011 版欧洲指南对超声造影鉴别胆囊病变良恶性的作用基本持否定态度。主要原因在于胆囊与肝脏等脏器不同,良恶性病变在动脉期或增强早期均可出现高增强,而到静脉期或增强晚期均会出现增强消退,因此胆囊病变增强水平并不能作为良恶性鉴别的标准,在超声造影上可供鉴别诊断的线索也不多。但根据我国学者的经验,超声造影对于某些慢性胆囊炎与肿瘤、胆泥与肿瘤的鉴别帮助较大,注入造影剂后可迅速明确诊断,而普通超声常易误诊。对于直径大于 1.0cm 胆囊息肉性质的鉴别诊断(鉴别胆固醇性息肉与腺瘤性息肉)超声造影具有重要价值。但由于早期局限于胆囊腔内的胆囊癌病例较少,CEUS 对其与良性肿瘤的鉴别诊断能力如何尚不明确,需进一步积累经验。

胆囊病变的良恶性与其大小有关,病变越大,恶性可能性也越大,因此病灶的大小是一个重要的鉴别点,但不是唯一依据。比较有意义的 CEUS 指标是病变内血管构筑形态、增强消退时间、病变基底部宽度与囊壁完整性、与周围组织有无浸润及转移等。胆囊超声造影的价值在于:一是明确提供胆囊病变增强、消退的血流动力学信息;二是在造影后能清晰显示基底部胆囊壁的完整性,显示清晰度较常规超声明显提高;三是更易发现周围肝组织浸润以及肝内转移病灶。

胆囊良恶性病变的超声造影鉴别要点如表 13-1 所示。

表 13-1　胆囊良恶性病变的超声造影鉴别要点

CEUS 所见	良性病变	恶性病变
大小	较小,常 <2cm	较大,常 >2cm
边界	清楚	不清
增强形态	均匀	不均匀
病变内血管构筑	无,点状	不规则、条状,或树枝状
增强变低时间	较慢,常 >50 秒	较快,常 <35 秒
基底部胆囊壁完整性	完整、连续	不完整、连续性破坏
与周围组织(如肝脏)的关系	分界清晰	侵犯周围组织
肝脏转移	无	有

七、报告内容及要求

胆囊超声造影特征包括以下几个基本要素:增强早期病变增强水平、增强形态;胆囊壁及病变增强水平及增强形态随时间的变化;增强早期病变内部血管形态;病变基底部胆囊壁的连续性和完整性;病变的边界,与周围肝实质的关系;增强晚期扫查肝脏,观察有无转移或直接浸润征象。其他附加特征也可在报告中描述:胆囊壁和胆囊病变的开始增强时间、到达峰值时间;增强变高、变等和变低时间;病变内部血管形态;胆囊壁各层次结构的显示情况;定量 CEUS 指标。

超声造影结论应在常规超声的基础上增加血供信息,最后给出倾向性的结论。除非诊断非常明确,一般不推荐直接给出病理性的诊断结论。

第十四章　脾脏超声造影

一、适应证

1. 常规超声检查发现脾脏回声不均匀,可疑脾内局灶性病灶。

2. 脾内局灶性病变的检出及定性诊断。

3. 脾外伤。

4. 明确脾梗死的诊断及梗死范围。

5. 肿瘤患者 CT 和(或)MRI 及 PET 检查有禁忌或检查结果无定论者。

6. 异位脾的诊断。

7. 协助鉴别副脾与脾周其他病变,如脾门淋巴结、肾上腺病灶、胰尾部肿瘤、转移性肿瘤等。

二、检查前准备

1. 超声造影剂制备及注射参见造影剂说明书。

2. 建立外周静脉通道。

3. 了解受检者临床资料(病史、实验室和其他影像学检查)和检查目的,判断是否适合超声造影检查,排除禁忌证。

4. 告知患者相关检查事项,并签署知情同意书。

三、检查方法

1. 常规超声检查　了解脾脏大小,脾内是否有局灶性病灶及病灶数目、分布、大小、边界、内部回声及血供情况、周围脏器及结构情况。

2. 造影条件设置　进入造影检查模式,调节成像条件。

3. 造影实施　探头切面置于感兴趣区,能清晰显示脾脏及目标病灶全貌。经肘前静脉团注超声造影剂,由于脾脏血供丰富以及造影软件性能的改进,造影剂剂量可根据患者体重、体型及所用仪器酌量增减,推荐剂量 0.5~1.5ml。单次过多的用量反而会影响深部病变的观察。观察病灶和周围脾组织的增强情况及其动态变化过程,观察时间需大于 5 分钟。造影中启动存储功能,存储动态图像供后期分析。

四、观察内容

1. CEUS 的时相　参考欧洲超声与生物医学联合会(EFSUMB)超声造影在非肝脏领域的临床应用指南,建议将脾脏 CEUS 的时相划分如下:

(1) 动脉期:为从注射造影剂即刻至其后的 30~45 秒。

(2) 静脉期:为注射造影剂后 30~45 秒至 5 分钟。

2. CEUS 的表现　脾脏超声造影表现为注入造影剂后约 10 秒脾门处脾动脉主干最先增强,随后脾内动脉分支及脾实质增强,呈"花斑状"不均匀高增强,约 30 秒脾实质增强达高峰,1 分钟后脾实质呈均匀增强,增强持续时间超过 5 分钟,之后缓慢消退。受检者体循环状态、年龄、脾脏血流灌注情况等均对脾脏超声造影有影响。

脾脏内病变的超声造影表现主要观察以下两个方面的内容:

(1) 增强水平:是指病灶在造影不同时相显示的回声强度。以病灶周边脾实质的增强水平为参照,定义目标病灶的增强水平。增强水平可分为:高增强、等增强、低增强和无增强。如同一病灶内有不同水平的增强,定义时以最高的增强水平为准。

(2) 造影剂分布:主要指造影剂在病灶内的分布特征。主要有下列几种类型：

1）均匀增强：病灶整体均匀增强，可呈高增强、等增强、低增强。

2）不均匀增强：病灶呈整体性增强，而内部有一处或数处无增强或低增强。无增强区或低增强区形态可呈不规则状，也有呈蜂窝状。

3）周边环状增强：在病灶周边可出现环状高增强带。

4）周边结节状增强：在病灶周边可出现结节状增强。

5）无增强：病灶呈无回声区，边界清晰。

前两种增强形态多见于脾实性占位性病变，而脾囊性占位性病变或脾挫裂伤、血肿超声造影表现主要为无增强。脾血管瘤可表现为周边结节状增强。脾脓肿可以表现周边环状增强。这些超声造影的表现必须结合常规超声、病史才能对病变作出较为明确的诊断。

五、临床应用

1. 脾脏病变 CEUS 表现

（1）脾脏囊性占位病变的 CEUS 表现

1）脾囊肿：造影动静脉期病灶整体均呈无增强，边界清晰。典型的单纯性脾囊肿常规超声易诊断，故无需超声造影。CEUS 有助于诊断常规超声囊内有回声的复杂性囊肿，如囊肿内部合并出血等。

2）脾脓肿：脾脓肿 CEUS 动脉期呈不均匀或以周边为主的厚环状高增强，内部可见分隔状增强，静脉期逐渐消退呈等或低增强，液化部分始终无增强。脾脓肿早期液化不明显时，CEUS 表现与其他脾脏实性病变表现有重叠，需结合常规超声及临床病史、实验室检查等综合判断，并随访观察。

（2）脾脏实性占位病变的 CEUS 表现

1）脾脏良性肿瘤：脾脏良性肿瘤主要有血管瘤、血管淋巴管瘤、错构瘤等。血管瘤是脾脏最常见的良性肿瘤。典型的脾脏血管瘤 CEUS 表现与肝内血管瘤表现一致,即呈现"慢进慢退",周边结节状向心性增强,增强范围逐渐扩大,静脉期高于或等于脾脏回声。部分血管瘤动脉期呈均匀强化,静脉期高于或等于脾脏回声。少数脾血管瘤在动脉期和静脉期均表现为低增强。脾脏血管淋巴管瘤常规超声通常为囊实性混合回声,内部可见无回声区,超声造影表现为明显不均匀增强,内部扩张的淋巴管为无增强。

2)脾脏恶性病变:脾脏恶性病变主要有淋巴瘤及转移瘤。脾脏恶性肿瘤超声造影通常表现为"快进快退",即动脉期快速增强(整体增强或周边环状增强),可呈高增强、等增强或低增强,静脉期快速消退呈低增强,中央如果有坏死可呈无增强区,少数病灶也可始终无明显增强。典型的脾脏转移瘤动脉期呈整体增强或周边环状增强,静脉期消退为明显低增强。通过造影剂消退过程的全脾扫查,CEUS 可较常规超声检出更多的病灶。

(3)脾梗死:CEUS 表现为梗死区域造影动静脉期均无增强,可准确勾画出梗死区的形状及范围。典型表现为冠状面基底位于脾包膜面、尖端朝向脾门的楔形无增强区。

(4)脾外伤:脾内血肿或挫裂伤(详见第十章)。

(5)异位脾:副脾或外伤后脾种植表现为与邻近脾组织一致的增强水平及形态,部分病例可观察到副脾来自脾动脉分支的供血血管。对于典型部位的副脾,常规超声可作出诊断,无需 CEUS 检查。当副脾与脾脏相距较远、甚至异位于其他脏器时(如胰腺内副脾),或者副脾常规超声表现不典型时(如形态不规则、回声偏低),CEUS 有助于诊断。对于外伤后脾种植,如果脾脏已切除,造影过程中无正常脾组织做参照,不易直接作出诊断,但根据动脉早期呈不均匀高增强,静脉期保持较长时间(大于 5 分钟)的均匀增强模式,可作出良性病变的提示,结合脾脏外伤病史,不除外种植脾的可能。

2. 脾脏 CEUS 的临床应用价值　脾脏局灶性病变相对少

见,但对于这些病变的定性诊断较为重要,可以避免不必要的脾脏切除及保留脾脏重要的免疫功能。相对于肝脏病变,脾脏病变的穿刺活检并发症风险高,而 CEUS 有利于脾脏病变诊断及鉴别诊断。CEUS 诊断脾脏外伤、脾梗死的价值已得到认可。CEUS 对于脾梗死的诊断准确性高,尤其对于脾内类圆形或不规则形梗死灶,通过 CEUS 易与脾内肿瘤性病变鉴别。CEUS 有利于检出常规超声难以发现的脾脏内局灶性病变,如脾脏转移瘤、淋巴瘤。目前,对于 CEUS 鉴别脾脏局灶性病变良、恶性诊断的相关研究逐渐增多,CEUS 有助于脾脏内局灶性病灶的定性鉴别诊断,如 CEUS 表现典型的血管瘤可以获得较准确的诊断,但部分良、恶性病变超声造影表现有一定重叠,需结合临床其他资料综合判断。

CEUS 有助于副脾与脾脏周围其他来源肿块的鉴别,如脾门淋巴结、左肾上腺肿块、胰尾部肿瘤、转移性肿瘤等鉴别。当部分副脾常规超声表现不典型时,如回声偏低、形态不规则,CEUS 可确定副脾诊断或排除副脾的可能,并与周围其他非脾脏来源肿块鉴别。副脾 CEUS 表现为各期与脾脏同步增强,增强水平相同;而其他非脾脏来源肿块静脉期均表现较脾实质低的增强水平,再结合病史及病灶与其他脏器的位置关系,作出相应的提示诊断。

CEUS 还可监测脾脏恶性肿瘤对治疗的反应,如化疗成功,病灶内几乎无造影剂灌注,呈无增强。这些表现可在治疗早期反映出来,长期随访可见病灶逐渐消失。

六、局限性

主要源于超声检查技术及诊断固有的局限性。

1. 病灶位置过高并有肺气、肋骨遮挡,或患者呼吸配合不好的情况下,常规超声难以清晰显示病变,CEUS 也难以获得满意的造影效果。

2. 与 CECT/CEMRI 不同,CEUS 为局部断层图像,无法同时完整地显示脾脏的全貌。当病变较多或较分散时,往往需要重复注射造影剂在不同切面进行扫查。

3. 脾脏实性肿瘤 CEUS 表现往往缺乏特异性,良、恶性病灶超声造影表现有一定重叠,难以鉴别,对于这些病变增强 CT 与增强磁共振鉴别也同样困难,需结合临床资料进行鉴别。

七、报告内容及要求

与其他脏器 CEUS 检查类似,脾脏 CEUS 检查报告的内容应包括对常规超声及超声造影表现的描述。重点观察病变的增强水平和造影剂分布特点。

1. 病变数目、部位、大小、形态、边界、回声、血流。

2. 病变的增强表现(增强水平、造影剂分布特点)。如存在多个病灶,增强表现相同者可一并描述,否则应分别描述。

3. 病变时相特点　在增强的不同时相病灶增强的表现。

第十五章　胰腺超声造影

一、适应证

1. 胰腺局灶性病变（focal pancreatic lesion, FPL）的定性诊断, 如:

(1) 常规超声或体检偶然发现的胰腺病变。

(2) 其他影像学检查（如 CT 或 MRI）发现的胰腺局灶性病变。

(3) 有恶性肿瘤病史, 随访检查中发现的胰腺病变。

(4) 慢性胰腺炎胰腺不规则肿大。

2. 急慢性胰腺炎的诊断。

3. 常规超声上显示不清的胰腺病变, 或者其他影像检查发现病变但常规超声未能显示, CEUS 可提高检测病变的敏感性, 并进一步作出定性诊断, 或在 CEUS 引导下组织活检、介入治疗。或者常规超声检查疑似存在胰腺病变, 可用 CEUS 予以确认或排除。

4. 临床疑似胰腺肿瘤或实验室相关肿瘤标记物升高, 影像检查未能明确诊断的病例。

5. 不明原因的胰管扩张。

6. 闭合性腹部外伤, 疑存在胰腺损伤者（详见第十章）。

7. 胰腺移植, 全面评估供体血管通畅性和灌注情况, 以及随访中出现的异常病变。

8. 胰腺癌局部动脉灌注化疗、局部放疗、消融治疗、注药治疗后等评价疗效。

二、检查前准备

1. 禁食 8 小时以上。

2. 建立外周静脉通道。

3. 了解受检者临床资料(病史、实验室和其他影像学检查)和检查目的,判断是否适合造影检查,排除禁忌证;并获得知情同意。

三、检查方法

按下列顺序分 3 个步骤:

1. 常规超声检查了解整个胰腺的情况和病变的位置、大小、数目、边界回声特点、血供情况及与胰管、血管、邻近器官的关系。选择能同时显示胰腺组织和病变的超声造影观察最佳切面。

2. 造影条件设置 进入造影检查模式,调节成像条件,用二维和造影双幅显示模式进行观察。

3. 实施造影 将探头切面置于感兴趣区,目标病灶尽可能位于图像中部。经肘前静脉团注造影剂,超声造影剂常规推荐用量为 2.4ml。造影开始时打开计时器并启动存储功能。观察病灶和周围胰腺组织的增强情况及其动态变化过程,为时约 2 分钟;之后全面扫查肝脏,寻找肝内有无转移灶。造影中,根据检查的目的,按照预定方案存储动态图像。

四、观察内容

1. CEUS 的时相

(1) 增强早期(动脉期,arterial phase,AP):从注射造影剂开始至其后的 30 秒,以胰腺实质组织的灌注所致的增强为主,主要来源于胰腺动脉血流的微泡。

(2) 增强晚期(静脉期,venous phase,VP):造影剂注射后31~120 秒,造影微泡随静脉血流流出胰腺(表 15-1)。

表 15-1　胰腺 CEUS 时相

时相	注射造影剂后时间(s)	
	开始	结束
增强早期	10~15	30
增强晚期	31	120

2. CEUS 的表现　从增强开始时间、增强水平、增强速度、造影剂分布特征及增强随时相的变化(增强模式)5 个方面观测。

(1) 增强开始时间是指病灶和胰腺组织分别开始出现增强的时间。

(2) 增强水平是指回声的灰阶强度:以邻近胰腺组织的增强水平作为参照定义病灶的增强水平,可定为无、低、等和高增强 4 个级别,即与胰腺组织的回声强度相比,分别表现为无、低、等和高回声。同一病灶如兼有不同水平的增强,则定义最高水平的部分。例如一个病灶内既有高增强的部分,又有低增强或无增强的部分,可视这个病灶为高增强,然后再结合造影剂分布特征加以定义。

(3) 增强速度是指胰腺病灶与正常胰腺实质开始增强时间的比较,分为快、等、慢。

(4) 造影剂分布特征有下列几种主要的类型:

1) 均匀增强:增强水平均质一致。

2) 不均匀增强:病灶内增强水平不一,形状无规律。

3) 特殊增强征象:①包膜增强;②病灶内肿瘤血管,指病灶实质增强前病灶内杂乱无序的血管结构;③病灶内分隔增强,即在低或无增强病灶内,见线状增强把病灶分隔成若干小房。

(5) 增强模式或称增强类型,是指病变在增强早期呈现某种类型的增强水平、增强速度和造影剂分布特征后,在进入增强晚期的过程中所发生的变化。最常见的增强模式有:①早期低增强,晚期持续低增强;②早期高增强,晚期增强消退;③早期和晚期均为等增强。

五、临床应用

1. FPL 定性诊断的方法　超声造影需以常规超声为基础,除仔细观察胰腺组织和病灶的回声、边界、有无分隔、钙化等特征外,还要记录胆管及胰管有无扩张,探测病灶有无血供。胰腺造影时必须显示肿块最大切面,而且在同一切面显示肿块和周围胰腺组织以便于对比。最好采用双幅显示,以便更好地对比观察病灶,因为单幅显示不易跟踪病灶或者病灶显示不清或不在中央。在增强晚期必须注意观察胰腺肿物与周围血管的解剖关系,判断有无血管压迫和侵犯。必要时在增强晚期还要有顺序地扫查全肝,了解肝内有无病变。

在 CEUS 表现的基础上,可结合受检者的临床资料,包括病史和症状、实验室检查(如肿瘤标志物、淀粉酶及血象)、其他影像学检查(如 CECT/CEMRI)等,对病变作出定性诊断。

2. 常见 FPL 超声造影表现

(1) 导管腺癌(ductal adenocarcinoma):典型表现为病灶增强晚于胰腺实质,增强早期及晚期呈不均匀低增强;部分(约50%)病灶内增强早期可见肿瘤血管;增强晚期病灶边界更加清楚。

少数(约 3%)导管腺癌表现不典型,如增强早期病灶呈等增强,增强晚期呈等增强或消退为低增强。另外有少数病灶(约 5%)坏死比较明显,整个病灶实性成分较少,有时难与黏液性囊腺癌区别。

(2) 神经内分泌肿瘤(neuroendocrine neoplasm):典型表现为增强早期病灶早于或与胰腺实质同步增强,增强水平高于胰腺实质。增强晚期病灶消退为低增强或等增强,部分神经内分泌肿瘤仍为高增强;部分无功能神经内分泌肿瘤在 CEUS增强早期可表现为低增强,此时与胰腺癌鉴别困难,需结合实验室检查或其他影像学检查。

(3) 局限性胰腺炎(mass-forming pancreatitis):多见于胰头

部,典型 CEUS 表现为大多数(90%)与胰腺实质同时增强,增强早期及晚期均呈等增强。如病程较长,病灶内纤维成分较多,病灶增强早期及晚期亦可呈低增强。此时与胰腺癌很难鉴别,需结合病史和肿瘤标志物等其他检查综合判断。

（4）浆液性囊腺瘤(serous cystadenoma):胰尾部多见,典型 CEUS 表现为病灶呈多房小囊样改变,CEUS 显示病灶内多发分隔明显强化,内可见多个无增强区的小囊,有些微囊型浆液性囊腺瘤由于囊腔小、分隔密集,CEUS 呈明显强化,易被误诊为实性病变;少数病灶呈大囊样改变,囊壁及分隔呈均匀增强,此时与黏液性肿瘤较难区分。

（5）实性假乳头状瘤(solid-pseudopapillary tumor):以胰头及胰尾部居多。病灶通常较大,发生于胰头时,很少伴有胰管或胆管的扩张;即使扩张也与肿块的大小不呈比例。超声造影多可见包膜环状强化,较大病灶增强早期及晚期内部呈不均匀等增强,并可见多个大小不一的无增强区;较小病灶增强早期呈等或低增强、增强晚期呈低增强,内未见无增强区。

（6）黏液性囊腺瘤(mucinous cystadenoma):多数发生于胰体尾部,一般由多囊或单个大囊构成。超声造影增强早期常表现为等增强,少数可为高增强,增强晚期多数为等增强。可见囊壁及分隔增强,病灶被分隔成大小不等的无回声区,囊壁及分隔一般较光滑。

（7）黏液性囊腺癌(mucinous cystadenocarcinoma):与黏液性囊腺瘤有时很难鉴别。超声造影增强早期常表现为等增强或高增强,增强晚期多数为低增强,与黏液性囊腺瘤相比囊壁和分隔不均匀增厚,病灶实性成分增多,增强不均匀,形态不规则,有时与不典型导管腺癌难以鉴别。

（8）导管内乳头状黏液性肿瘤(intraductal papillary mucinous tumor):分为主导管型、分支管型和混合型,主要表现为主胰管或侧支胰管囊性扩张,病灶与扩张胰管相通为诊断该病的可靠征象,超声造影可显示显著扩张胰管内增强的乳头状结节或病灶表现为分隔及壁结节强化的多房囊性病变。

（9）胰腺囊肿（cyst）：胰腺囊肿常规超声即可诊断，如表现不典型者，可用超声造影鉴别。典型超声造影表现为增强早期及晚期均呈无增强，边界清楚，内无分隔增强。

（10）胰腺假性囊肿（psuedocyst）：胰腺假性囊肿表现为单发或多发囊肿，形态类圆形、椭圆形或不规则形，囊肿壁较厚或呈混合回声肿块。超声造影显示囊壁、囊内间隔和实性回声部分均呈无增强。有时需结合有无外伤、胰腺炎、胆结石病史来诊断。

3. 胰腺炎超声造影表现

（1）急性胰腺炎

1）急性水肿型胰腺炎：注射造影剂后肿大或不肿大的胰腺均匀增强，没有不增强区域；胰腺周围间隙可能有积液，但是通常无坏死组织。

2）急性出血坏死型胰腺炎：注射造影剂后，胰腺内可能发现不增强的坏死区域，范围大小不一；在胰腺周围的区域如网膜囊、双侧肾周等间隙可能查见积液、坏死组织等；多数情况下，胰腺炎的严重程度与胰腺坏死区域大小及胰腺周围间隙受累的范围呈正相关；因此，对于胰腺超声显示良好的病例，超声造影可用于随访治疗效果。

（2）慢性胰腺炎：需要采用超声造影的慢性胰腺炎多为局限性或肿块性胰腺炎，请查看胰腺占位性病变中的相应章节。

六、局限性

1. 胰腺属于腹膜后器官，位置深，不易显示全胰，尤其位于胰头和胰尾的病变不易显示。

2. 胰腺病变较小时，造影常不易定位。

七、检查报告的规范

有关 CEUS 检查报告的内容，应包括：

1. 病变部位、数目、大小、形态、回声、边界、有无包膜、与胆胰管的关系。

2. 病变开始增强时间和周围胰腺组织增强的时间,与胰腺组织相比增强的快慢。

3. 增强早期病变的增强表现(增强水平、造影剂分布特征)。

4. 增强晚期病变增强表现和变化。

5. 增强的特殊征象(包膜增强、病灶内血管、病灶内分隔、无增强区)。

6. 如多个病变,增强表现相同者可一并描述,否则应分别描述;早期和晚期增强表现相同者可一并描述,否则也应分别描述。

第十六章　胃肠道超声造影

一、适应证

1. 常规超声检查发现胃壁肠壁可疑增厚、胃肠腔内或胃肠周围可疑实质性占位。

2. 胃肠腔内病变良恶性的鉴别。

3. 胃癌术前 T 分期。

4. 进展期胃癌的术前 Borrmann 分型、Lauren 分型。

5. 进展期胃癌新辅助化疗疗效的评估。

6. 克罗恩病的病变程度。

7. 大肠癌的分型。

二、检查前准备

1. 基本准备　受检者均禁食 6 个小时以上，检查前 0.5 个小时肌内注射阿托品 0.5mg 以减弱胃肠蠕动。

2. 大肠超声检查前准备　受检查者需排净大便；乙状结肠及直肠检查需充盈膀胱；保留灌肠超声检查者检查前一天晚上需进流食，于睡前服轻泻剂，晨起排便后清洗灌肠。

3. 胃肠超声造影剂　胃窗超声造影剂按说明书调制。成人胃超声检查饮用量为 400~600ml；小肠检查用量为 800~1000ml。灌肠用常温生理盐水。具体用量依据患者体型及病变部位而定，一般用量为 800~1000ml。微泡造影剂配备方法见造影剂说明书，一般抽出 2.4ml 备用。

三、检查方法

1. 体位　患者一般采取右侧卧位。必要时可根据实际情况采取左侧卧位或平卧。

2. 口服造影剂检查　先用常规二维超声了解空腹胃、肝、胆、脾、胰、双肾、盆腔及腹腔淋巴结及锁骨上淋巴结情况，然后嘱患者一次饮入已配制的温度适宜的胃窗造影液 500ml，边喝边实时动态观察造影剂经过食管下段、贲门的情况。喝完后嘱患者取不同体位，依次观察胃底、贲门、胃体、胃角、胃窦、幽门及十二指肠球部。明确病灶部位后记录病灶的大小、形态、回声、血供等特点。做小肠观察时，应每隔 10~15 分钟检查 1 次，直至检查到回盲区。

造影条件：一般选用低机械指数实时超声造影成像条件，MI 为 0.18~0.35，探头输出功率为 −21~−15dB。病灶较小时，推荐采用双幅成像模式，在屏幕的一侧显示造影图像，另一侧显示灰阶图像，这样能保证在扫查的过程中不脱离感兴趣区。

双重造影检查及图像存储：于患者左肘静脉内团注已配制、振摇后的造影剂 2.4ml，注入造影剂同时启动计时器，对病灶连续观察不少于 2 分钟，增强晚期或延迟期行全肝扫查以了解有无肝内转移，整个造影过程连续观察至少 3 分钟，并将所有静态及动态图像均存储于仪器硬盘中。

3. 大肠灌水检查　清洁灌肠后，取右侧卧位经肛门置管，然后取仰卧位，灌注温生理盐水。以直肠到盲肠顺序做超声检查。

4. 直肠水囊检查　经肛门放入连接胶管的胶囊，向囊内注水并排净气体。待水囊充盈后经腹探查直肠及周围结构。

四、观察内容

1. 双重超声造影的时相　因胃壁无门静脉参与供血，比较简洁的分期方法是将开始注入造影剂至第 30 秒定义为增强早期（或动脉期），第 31 秒至不少于 180 秒定义为增强晚期

（或门静脉期）。

2. 参照对象　以病灶周围正常胃肠壁为对照。

3. 增强开始时间　是指病灶、正常胃肠壁的增强开始时间，即造影剂到达时间。

4. 增强水平　增强水平与病灶周围正常胃肠壁增强水平对照，分为无增强、低增强、等增强及高增强，分别代表内部无造影剂进入、增强水平低于、等于、高于周围胃肠壁。当病灶内部增强水平不一时，应以内部最高增强水平为准，即使该增强部分范围较小。而对于内部增强水平不一时，则在造影剂分布特征中需加以描述。

5. 病变内部血管　在增强早期造影剂刚进入时，病灶内部可以观察到血管形态，对于病变内部血管构筑形态可分为树枝状、分层状、栅栏状等。

6. 造影剂分布特征　造影剂分布特征一般分为均匀或不均匀分布。判断造影剂分布特征一般以增强早期为准。均匀增强是指病灶内部增强处于同一水平。不均匀增强是指病灶内部可见不同增强水平的区域，各种增强水平的比例及分布不一。

7. 胃肠壁完整性　胃肠道为空腔脏器，CEUS 检查时还需重点观察病灶所侵犯胃壁相应层次以及胃壁浆膜层的完整性。

8. 图像观察内容　包括：①正常胃肠壁和病灶的开始增强时间、到达峰值时间，以及增强变高、变等和变低时间；②病灶增强水平、造影剂分布特征；③病灶内部血管构筑形态；④胃肠壁和病灶增强水平及造影剂分布特征随时间的变化；⑤病灶所侵犯至胃肠壁的相应层次，以及病灶处胃肠壁浆膜层的连续性和完整性；⑥胃肠周围有无肿大淋巴结；⑦增强晚期或延迟期扫查肝脏，观察有无肝内转移。

五、临床应用

1. 正常胃壁的超声双重造影（double contrast enhanced

ultrasound,DCEUS)表现 在单纯口服胃窗超声造影剂胃腔充盈后,正常胃壁呈现为"强-低-强-低-强"5个层次,5层结构分别代表黏膜表层和胃腔的界面、黏膜肌层、黏膜下层、固有肌层、浆膜层和浆膜外组织的回声。正常的胃壁在DCEUS下内层表现为轻度增强,中层表现为低度增强,外层表现为明显增强。轻度增强的内层相应于黏膜层;低度增强的中层相应于黏膜下层;明显增强的外层相应于肌肉—浆膜层。

2. 胃炎的DCEUS表现 病变处胃壁呈弥漫性均匀对称性增厚、回声减低,黏膜皱襞粗大,增厚胃壁层次清晰,病变增厚胃壁与周围正常胃壁同步增强及消退,黏膜层增强程度略高于周围黏膜层。

3. 胃溃疡的DCEUS表现 病变处胃壁局限性增厚,隆起,呈低回声,可见凹陷,呈"火山口"征;胃壁黏膜粗糙不平,回声增强,表面附着散在的强回声光点,胃蠕动频率可。胃溃疡DCEUS表现为病变部位向内凹陷的造影剂增强缺损,小溃疡边界更为清晰,较大溃疡早期可见溃疡底部及周边增厚胃壁内呈纵行梳齿状的微血管显示,造影剂增强方向由浆膜层至黏膜层。

4. 胃癌的DCEUS表现 早期胃癌表现为胃壁不规则增厚、隆起或凹陷,其黏膜层和黏膜肌层的层次被破坏,紊乱不清,黏膜下层未受到侵犯而保持连续的完整性;病变黏膜面粗糙不平或出现不规则浅凹陷,呈"火山口"状,有时可见强回声光斑附着于病灶处黏膜面;病变处胃壁因肿瘤浸润而变僵硬,因此蠕动减弱。进展期胃癌肌层被癌肿侵犯是其特征,此时超声显示胃壁层次紊乱不清、黏膜下层中断消失;当浆膜受累及时,浆膜层强回声光带破溃或中断,甚至穿透浆膜向胃外生长,部分病灶旁可见低回声的肿大淋巴结。DCEUS的表现为注射造影剂后,不规则增厚的胃壁或肿块在动脉期快速增强的特点,于门脉期快速消退,呈现为"快进快出"。

(1) DCEUS对胃癌T分期的评估:DCEUS对胃癌的T分期依据胃壁肿瘤组织具有动脉期"正性显影"及静脉期"负性

显影"的特点,T_0期:未发现异常显影;T_1期:胃壁不增厚或局灶性增厚,病灶在胃壁内层伴有或不伴有中间层局灶性正性显影或负性显影,与外层分界清晰;T_2期:病灶胃壁全层增厚,呈正性显影或负性显影,外层外缘完整、光滑;T_3期:病灶胃壁全层明显增厚,呈正性显影或负性显影,肿瘤外层模糊,呈毛刺状、锯齿状、连续性中断或突破外膜等改变,但未侵及邻近结构;T_4期:病灶胃壁全层明显增厚,呈正性显影或负性显影,肿瘤穿透外层侵及邻近结构或器官。国内黄品同等的研究结果显示,超声双重造影对胃癌 T 分期准确率高达 89.7%,明显优于口服胃窗造影法(78.4%),其中对 T_1、T_2、T_3、T_4 各分期诊断准确率分别为 75.0%、86.2%、94.2%、83.3%。

(2) DCEUS 对进展期胃癌的 Lauren 分型的价值:Lauren 根据胃癌组织结构及生物学行为,把胃癌分为两种主要亚型:肠型和弥漫型。肠型胃癌多为高中分化腺癌,预后通常较好,而弥漫型胃癌多为低分化腺癌、印戒细胞癌或者黏液腺癌,其扩散及浸润程度通常更为广泛,预后较差。

Huang 等的研究结果表明,肠型胃癌在超声双重造影中多表现为整体均匀性增强,相反弥漫型胃癌多表现为不均匀性增强,以此为依据诊断弥漫型胃癌的灵敏度为 91.7%,特异性为 88.2%。研究者认为 DCEUS 是评价肿瘤侵袭、转移及预后的一种有效方法。

(3) DCEUS 对进展期胃癌 Borrmann 分型的价值:胃癌的 Borrmann 分型是国际上最广泛采用的进展期胃癌大体分型标准,该分型简单地表达出进展期胃癌的形态学特征。分型标准可依据朱春山等的超声分型:肿块型(Borrmann Ⅰ型):表现为局限性肿块向胃内或胃外隆起,表面凹凸不平,病变一般仅侵及黏膜层、黏膜下层及肌层,较少侵犯浆膜,周围胃壁结构正常。局限溃疡型(BorrmannⅡ型):声像图显示溃疡较大,边缘隆起明显呈河堤状,病变与正常胃壁之间界限较清晰。浸润溃疡型(Borrmann Ⅲ型):火山口征象明显,溃疡周围胃壁有较大范围的不规则增厚区。浸润型(Borrmann Ⅳ型):病变范围广泛，侵及胃大部或全胃，胃壁增厚明显、层次消失，呈"面包圈征"。申屠伟慧等将 209 例进展期胃癌患者术前 DCEUS 与多排 CT 的诊断结果与手术病理结果对照分析得出，DCUS 术前 Borrmann 分型总的准确率为 87.6%，而 MSCT 术前 Borrmann 分型总的准确率为 80.9%，DCUS 的术前 Borrmann 分型总的准确率高于 MSCT。申屠伟慧等研究结果同时指出，两者对Ⅰ型和Ⅳ型胃癌的 Borrmann 分型准确率差异无统计学意义，而对于Ⅱ型和Ⅲ型的分型准确率，DCEUS 高于 MSCT。

5. DCEUS 对进展期胃癌新辅助化疗疗效的评价　自 1989 年 Wilke 等首次报道将新辅助化疗（neoadjuvant chemotherapy，NAC）用于治疗晚期不可切除性胃癌之后，NAC 就备受关注。NAC 的主要目的就在于缩小肿瘤，降低临床分期，提高手术切除率。国际上对于进展期胃癌 NAC 疗效的影像学评价并无统一标准。目前，主要是依据 1981 年 Miller 等提出的 WHO 标准和 2000 年 Therasse 等提出的 RECIST 标准，通过 CT 测量 NAC 前后病灶大小的变化来评价 NAC 的疗效。但是胃是空腔脏器，由于胃的蠕动及胃膨胀度的不同，测量瘤体的大小较为困难且准确性较差，使得评价结果与预后相关性欠佳。周建华等通过研究提出，超声造影对肿瘤血液灌注的定量分析可用于无创性评估肿瘤的化疗后变化。Ang 等对 43 例胃癌患者 NAC 前后行超声双重造影检查，对于部分在 CT 下形态学无变化的肿块，DCEUS 能发现肿块内的灌注减少。DCEUS 有望作为评价 NAC 疗效的新方法。

6. 克罗恩病的 DCEUS 表现　克罗恩病患者由于肠壁炎症浸润、肠壁血管扩张、血供增加、组织炎性水肿、结缔组织增生、纤维化改变等，可表现为肠壁节段性不规则增厚伴血供丰富。病变段肠壁呈全层增厚，以内侧肠壁增厚最为明显；而黏膜肌层回声减低增厚；黏膜下层回声增高并增厚。外侧肠壁增厚不明显。超声造影表现为 4 种模式：①肠壁全层高增强；②肠壁内层（黏膜层、黏膜肌层及黏膜下层）高增强；③仅黏膜下层高增强；④肠壁无增强。其中模式③、④主要见于克罗恩病缓解期患者,模式①、②主要见于活动期患者。全肠壁同时增强,多代表炎症重;由内侧肠壁开始,以内侧肠壁为主的增强,多代表内侧肠壁炎症较明显,外侧肠壁受累较轻。

7. 大肠癌的 DCEUS 表现

(1) 肿块型(蕈伞型):病变肠管壁局限性增厚隆起,低回声向肠腔内突起,表面高低不平或呈"菜花状",不规则强回声斑块附着,基底宽,相连于肠壁,不活动;病变处肠腔变窄。

(2) 溃疡型:病变肠管壁呈局限性不规则增厚隆起,层次被破坏;黏膜面常形成不规则、不同大小的溃疡凹陷,直径一般大于2.0cm,呈"火山口状",表面常附有大量的强回声斑块。病变处肠管表现为变形、不规则,肠壁显著僵硬、蠕动消失。

(3) 缩窄型(浸润型):病变肠壁表现为弥漫或环形不均匀增厚,呈低回声,层次及边界不清,肠管的大部分或全部均受累及,肠管明显缩窄变形,其近端肠管表现为代偿性扩张;造影剂通过受阻或呈线状通过征象。

(4) 混合型:兼有上述三种声像图的表现,属晚期表现。

(5) 血管造影表现为:肿瘤呈"快进快出",动脉相早期可见瘤体内增粗、扭曲、分支增多以及囊状扩张的血管,动脉相中期在肿瘤内可见较多新生的杂乱的小血管,表现为粗细不均并扭曲成团。

六、局限性

超声固有的特性使得胃癌的分期诊断受到一些因素的影响。肥胖患者因超声波被脂肪组织吸收,使后方回声衰减、胃壁层次显示不清,胃内有残存内容物、气体和黏液等许多因素,均可干扰超声波的穿透。受超声仪器分辨率的限制,病灶小于0.5cm时难于显示。当病变位于胃底时,由于肋骨的限制,使操作者难以调节探头至最佳位置和角度,尤其是肋间隙变窄的患者,影响图像质量。当病变位于胃体前壁时,由于胃窗超声造影剂不能消除近场伪像,若胃充盈不佳,平卧位时胃内的气体和黏液容易贴近前壁,影响声波穿透。另外检查者的操作经验及主观性也是影响判断准确性的因素之一。

七、报告内容及要求

1. 口服胃窗超声造影剂描述 病变部位、数目、大小、形态、回声、血供、与周围器官的比邻关系。胃周有无肿大淋巴结。

2. DCEUS 描述

（1）正常胃壁和病灶的开始增强时间、到达峰值时间；增强变高、变等和变低时间。

（2）病灶增强水平、造影剂分布特征。

（3）病灶内部血管构筑形态。

（4）胃壁和病灶增强水平及造影剂分布特征随时间的变化。

（5）病灶所侵犯至胃壁的相应层次，以及病灶处胃壁浆膜层的连续性和完整性。

（6）增强晚期或延迟期扫查肝脏，观察有无肝内转移。

3. DCEUS 提示 根据上述信息，给出倾向性的病理性诊断结论，并且给出可能性的术前分期及分型。

第十七章　肾上腺超声造影

一、适应证

1. 常规超声或体检偶然发现的肾上腺占位性病变。

2. 恶性肿瘤病史随访发现肾上腺占位性病变。

二、检查前准备

1. 禁食 8 小时以上。

2. 建立外周静脉通道。

3. 了解受检者临床资料(病史、实验室和其他影像学检查)和检查目的,判断是否适合造影检查,排除禁忌证;并获得知情同意。

三、检查方法

1. 常规超声检查　了解整个肾上腺的病变位置、大小、数目、边界回声特点、血供情况及与血管、邻近器官的关系。选择能同时显示肾、肝和肾上腺病变的超声造影观察最佳切面。

2. 造影条件设置　进入造影检查模式,调节成像条件,用二维和造影双幅显示进行观察。

3. 实施造影　将探头切面置于感兴趣区,目标病灶尽可能位于图像中部。经肘前静脉团注造影剂,超声造影剂常规推荐用量为 2.4ml。造影开始时打开计时器并启动存储功能。

观察病灶和器官组织的增强情况及其动态变化过程,为时约2分钟;造影中,根据检查的目的,按照预定方案存储动态图像。需要强调的是,当病变位置较深、体积较大、患者肥胖、年纪大于60岁时,适量加大造影剂用量(范围1.5~4.0ml)。

四、观察内容

1. 超声造影的时相　肾上腺病灶造影时相分为增强早期(动脉期)和增强晚期(静脉期),增强早期为从注射造影剂即刻至其后的30秒,增强晚期为注射31秒之后的时期。

2. 超声造影表现　从造影增强开始时间和增强随时相变化、增强水平、造影剂分布特征、增强模式四个方面观察。

(1)增强开始时间是指病灶和脏器实质开始出现增强的时间;增强随时相变化是指病灶增强是否随时间推移而变化,并与脏器实质增强对比。

(2)增强水平是指造影时的回声强度。在定义病灶的增强水平时以周围实质的增强水平为参照,分为高增强、等增强、低增强和无增强。

(3)造影剂的分布特征是指被检查脏器的造影剂分布情况。

(4)增强模式主要指注入造影剂后创伤灶或活动性出血所表现出的造影剂分布及增强过程的特征。

五、临床应用

1. 肾上腺皮质腺瘤　多为"慢进慢退"乏血供表现,无功能腺瘤呈弥漫性增强,增强均匀,达峰时呈低增强,消退快于周围肝肾实质。

2. 肾上腺囊肿　"无血供"表现,即使病变内部伴有出血,整个造影过程病变内部始终无造影剂充填。

3. 肾上腺髓样脂肪瘤　"慢进慢退"乏血供表现,增强慢于周围肝肾实质,达峰时呈低增强,增强尚均匀。

4. 肾上腺皮质结节状增生　多为"快进快退"富血供表

现,病变呈向心性均匀增强,达峰时呈高增强,病变内造影剂消退快于周围肝肾实质。

5. 嗜铬细胞瘤　多为"快进快退"富血供不均匀增强表现,病变增强快于周围肝肾实质,向心性增强,达峰时呈高增强,增强不均匀,可见不规则无增强区。

6. 肾上腺转移癌　多为"快进快退"不均匀增强表现,病变增强快于周围肝肾实质,病变增强不均匀,达峰时呈高增强或低增强,可见不规则无增强区。

六、局限性

1. 超声造影对肾上腺良恶性肿瘤诊断的特异性尚有限。

2. 与常规超声一样,肾上腺位置较深,有些病灶难以探及。

七、报告内容及要求

有关 CEUS 检查报告的内容,应包括:

1. 病变部位、数目、大小、形态、回声、边界、有无包膜、与肝肾的关系。

2. 病变开始增强时间和周围肝、肾、肾上腺增强时间的比较。

3. 增强早期病变的增强表现(增强水平、造影剂分布特征)。

4. 增强晚期病变增强表现和变化。

5. 增强的特殊征象(包膜增强、病灶内血管、病灶内分隔、无增强区)。

6. 如多个病变,增强表现相同者可一并描述,否则应分别描述;早期和晚期增强表现相同者可一并描述,否则也应分别描述。

第十八章　肾脏超声造影

一、适应证

1. 肾脏局灶性病变的定性诊断,如下:

(1)先天性肾结构异常(如肾柱肥大、亚肾连接不良等)与实性肾肿瘤的鉴别诊断。

(2)肾实质囊实性占位性病变的鉴别诊断。

(3)肾集合系统内占位性病变的检出与鉴别诊断。

2. 肾外伤　详见第十章。

3. 肾血管性病变的评估　包括肾动脉狭窄、动脉瘤、动静脉瘘、肾梗死及血管内栓子的鉴别。

4. 移植肾　主要指肾移植术后并发症的发现、评估及随访。

5. 肾肿瘤介入诊疗中的应用,如:

(1)术前了解肿瘤血流灌注特点,以引导穿刺活检。

(2)肾脏肿瘤消融治疗的术中引导、术后即刻评估及远期随访。

6. CT 或 MRI　造影剂有禁忌的肾占位性病变。

7. 慢性弥漫性肾病的血流灌注定量分析。

8. 肾脏肿瘤化疗疗效评估。

9. 鉴别肿瘤来源,观察肿瘤与肾脏的关系。

10. 指导复杂性肾囊肿的硬化治疗。

二、检查前准备

1. 建立外周静脉通道。

2. 了解受检者临床资料(病史、实验室和其他影像学检查)和检查目的,判断是否适合造影检查,排除禁忌证;并获得知情同意。

三、检查方法

1. 常规超声检查 了解整个肾脏病变的位置、大小、数目、边界回声特点、血供情况及与血管、邻近器官的关系。选择能同时显示肾脏和病变的超声造影观察最佳切面。

2. 造影条件设置 进入造影检查模式,调节成像条件,用二维和造影双幅显示进行观察。

3. 实施造影 将探头切面置于感兴趣区,目标病灶尽可能位于图像中部。经肘前静脉团注造影剂,超声造影剂常规推荐用量为 2.4ml。造影开始时打开计时器并启动存储功能。观察病灶和肾脏组织的增强情况及其动态变化过程,为时约 2 分钟;造影中,根据检查的目的,按照预定方案存储动态图像。

四、观察内容

肾脏超声造影的时相特征有别于肝脏超声造影的时相划分,也有别于增强 CT 造影时相的划分。根据肾脏血管特性及目前应用研究结果,建议将肾脏 CEUS 的观察内容主要分为:灌注相、消退相;除观察肿瘤的造影特征外,一定要认真观察肿瘤周围肾实质的灌注特征,并进行对比分析;对肾囊性病变最好能进行超声造影下的 Bosniak 分级。

Bosniak 分级:

Ⅰ级(良性):单纯囊肿。囊壁薄、光滑、边界清晰,无分隔,无钙化,无实性成分,造影过程始终无充填。

Ⅱ级(良性):囊内包含少许细小分隔,囊壁或分隔可有细小钙化,造影后有轻微强化,但分隔及囊壁强化均匀一致。

ⅡF级(良性但要随访):较Ⅱ级含更多的造影增强的细小分隔,并含有结节状或较大的钙化灶,但无增强的软组织成分。

Ⅲ级(潜在恶性):囊壁或分隔增厚,造影后明显强化。包括复杂的出血性或感染性囊性病灶和囊性肾癌。

Ⅳ级(恶性可能大):囊壁上出现明显增强的软组织成分。

五、临床应用

1. 常见肾脏囊性病变的 CEUS 表现

(1)单纯性肾囊肿:整个造影过程无增强。典型的单纯性肾囊肿(Bosniak Ⅰ、Ⅱ级)易于被常规超声诊断,无需超声造影。ⅡF级肾囊肿造影表现为囊内多条分隔有造影剂均匀充填。

(2)复杂性肾囊肿

1)Bosniak Ⅲ级囊肿:造影表现为囊壁或分隔不均匀增强,包括复杂的出血性或感染性囊性病灶和囊性肾癌。

2)Bosniak Ⅳ级囊肿:造影表现为囊壁上出现增强的壁结节。多房性囊性肾细胞癌超声造影的典型表现包括周边及分隔高或等增强,且囊壁及分隔厚薄不均,呈蜂窝状或结节状增强。

(3)肾脓肿:典型的肾脓肿的超声造影表现为周边厚环状增强,脓肿壁增强早于周边肾实质,且表现为等或高增强,多消退为低增强,液化部分始终无增强。但需指出脓肿早期液化不多时,超声造影表现与其他肾实性病变表现有交叉,需结合常规超声其他特征及临床病史、实验室检查等综合考虑,并随访观察。

2. 常见肾脏实性病变的 CEUS 表现

(1)先天性肾结构异常(如肾柱肥大、亚肾连接不良):正常情况下,肾柱是指两个肾锥体之间的肾皮质部分,有时肾柱体积较大,易被误认为占位性病变。亚肾连接不良是指在胚胎发育过程中,两个亚肾连接部的实质融合不完全而形成的发育畸形,有时还可在中间见到肾锥体结构。

两者超声造影典型表现:异常区域与周边肾实质同步增

强,同步达峰,同步消退,且增强水平与肾皮质保持一致,后者中央可见低增强区,为锥体结构,这是诊断亚肾连接不良的特征性表现。

(2) 肾血管平滑肌脂肪瘤:肾血管平滑肌脂肪瘤是肾常见良性肿瘤。典型的血管平滑肌脂肪瘤超声造影表现多呈均匀等增强或稍低增强。部分病灶表现为向心性增强,较大肿瘤也可出现不均匀增强,病灶一般不出现周边环状高增强。但对脂肪含量较少的血管平滑肌脂肪瘤,无论是常规超声还是超声造影诊断,均较困难。

(3) 肾细胞癌:肾细胞癌可分为不同的病理类型,透明细胞型肾细胞癌占肾细胞癌比例最高。对富血供的透明细胞型肾细胞癌超声造影典型表现为"快进慢退高增强",这主要是指肾肿瘤与周围肾实质相比,造影剂开始灌注早于肾实质,达峰时肾肿瘤的灌注强度高于周围肾实质,而消退晚期,肾实质已明显消退,但肾肿瘤整体观察增强程度仍高于肾实质;就肿瘤自身而言,消退较快,这一现象不同于肝肿瘤。超过半数肾癌病灶可观察到周边环状高增强现象。乳头状肾细胞癌、嫌色细胞癌、转移性肾癌,超声造影多呈低增强。

(4) 肾盂癌(尿路移行上皮癌):肾盂癌超声造影表现为肾盂内晚于肾皮质的低增强、等增强或高增强肿瘤,可表现为均匀或不均匀增强,均无周边环状高增强征象,但造影后边界清晰,可与肾盂内整个造影过程中无增强的凝血块鉴别。

3. 肾血管性病变的评估

(1) 肾动脉狭窄:超声诊断需结合形态学和血流动力学两大类指标。CEUS 的引入能从两方面对肾动脉狭窄的诊断提供帮助,包括直接提高病变的显示率、判断狭窄程度、通过增加多普勒频谱信号帮助完成血流动力学指标的检测。

(2) 当肾静脉内出现异常回声,可通过造影区分血栓和癌栓。血栓通常表现为整个造影过程无增强,当血栓形成时间较长时,有时可见血栓边缘少许造影剂进入。而癌栓多表现为早于肾静脉的等增强或低增强结节,后期多消退为低增强。

（3）肾小动脉栓塞导致的肾梗死表现为梗死区域造影后无增强，其形态表现为尖端朝向肾门的楔形无增强区。

（4）肾动脉瘤和动静脉瘘：常规超声表现为肾动脉瘤样扩张或肾内低回声或无回声区，多普勒超声显示五彩镶嵌的彩色血流信号，对于诊断动静脉瘘有重要价值。CEUS典型表现：病灶多与周边肾动脉同步增强，与之相连的动脉可增宽，整个造影过程强化明显，表现为持续高增强。

（5）肾动脉假性动脉瘤：常规超声表现为无回声，CDFI表现为涡流，频谱多普勒可记录到高速射流，超声造影表现为快速持续高增强。

4. 肾肿瘤介入诊疗中的应用

（1）术前了解肿瘤血流灌注特点，以引导穿刺活检：通过超声造影了解肿瘤血流灌注特点，以引导穿刺活检，避开坏死组织，获取有病理学诊断意义的组织标本，明确局灶性病变的病理性质及类型，对于指导临床治疗或者评价肾动脉栓塞疗效有意义。

（2）肾脏肿瘤消融治疗的术中引导、术后评估疗效

1）术前明确肿瘤性质、大小、位置及血供状况。

2）术中引导定位：在常规超声病变显示不清、肿瘤残留或复发，尤其边界不清时，需要由CEUS引导达到准确穿刺、治疗。

3）术后即刻判定治疗是否成功：判断是否存在残留肿瘤而需进行补充治疗。发现出血及血肿等术后并发症。

4）随访治疗效果，判断是否完全消融及是否存在局部复发。

5. 超声造影定量分析在肾脏中的应用　CEUS时间强度曲线分析有助于定量分析肾移植术后、肾弥漫性病变和肾脏肿瘤化疗前后肾内血流的灌注情况。当慢性肾功能不全、肾动脉狭窄、缺血再灌注损伤、肾肿瘤化疗前后及移植肾发生急慢性排斥反应时，肾内血流灌注变化均可通过超声造影并对感兴趣区进行时间强度曲线分析进行判断。通过到达时间、达峰时间、峰值强度、曲线上升斜率和曲线下面积等指标，了

解患肾与正常肾血流灌注之间的区别。

6. 其他 当部分肾外生性肿块与肾外(如肾上腺等)来源肿块鉴别有困难时,可通过超声造影明确肿块血供及与肾皮质的关系。部分特殊类型肾囊肿如肾盂源性囊肿,由于可能与集合系统相通不适合硬化治疗,术前可通过穿刺针直接穿刺并注射造影剂观察囊肿是否与集合系统相通,以指导囊肿硬化治疗。

六、局限性

1. 一次造影检查难以获取双侧肾脏或不同切面多个病灶的造影表现。三维超声造影成像及实时双平面成像可以部分弥补二维造影的不足。

2. 少见类型的肾脏实性肿瘤缺乏特异性表现,在良恶性鉴别诊断中目前仍存在一些困难。

3. 血管平滑肌脂肪瘤是临床常见肾良性肿瘤,其超声造影表现依据血管分布不一致常不典型,诊断有一定的困难。

七、报告内容及要求

有关 CEUS 检查报告的内容,应包括:

1. 病变部位、数目、大小、形态、回声、边界、有无包膜、与肾的关系。

2. 病变开始增强时间和周围肾组织增强时间的比较。

3. 增强早期病变的增强表现(增强水平、造影剂分布特征)。

4. 增强晚期病变增强表现和变化。

5. 增强的特殊征象(包膜增强、病灶内血管、病灶内分隔、无增强区)。

6. 如多个病变,增强表现相同者可一并描述,否则应分别描述;早期和晚期增强表现相同者可一并描述,否则也应分别描述。

第十九章　膀胱超声造影

一、适应证

1. 常规超声发现膀胱内非移动性占位不能排除肿瘤病变者。

2. 常规超声发现膀胱壁局部或弥漫性增厚无法排除肿瘤病变者。

3. 临床症状高度怀疑膀胱肿瘤而常规超声检查无明显肿瘤征象者。

4. 膀胱肿瘤患者术后随访。

5. 血尿等无法实施膀胱镜检查的患者。

6. 膀胱输尿管反流。

二、检查前准备

1. 所有患者检查前签署知情同意书。

2. 检查前嘱患者适量饮水充盈膀胱(最佳容量为 200± 50ml),膀胱充盈不佳会影响肿瘤的显示,而过度充盈易使小病变漏诊且影响对肌层浸润的判断。

三、检查方法

1. 患者取仰卧位,作纵切、横切、斜切等多切面连续扫查,观察膀胱各壁情况。

2. 常规超声观察病变位置、数目、大小、血供及基底部情况,确定造影观察切面。

3. 为避免造影过程中病变图像偏移,采用双幅模式,即常规灰阶及超声造影双幅同时显示。

4. 造影检查过程中,嘱患者平静呼吸,检查时尽量固定探头,保持切面稳定,观察病变内的造影剂从开始增强到消退的整个过程。

5. 为便于描述病变增强过程,可选择病变周围膀胱壁、子宫颈及前列腺等周围组织作为参照物。

6. 根据患者年龄、身高、体重、全身状态以及使用仪器和造影模式来选择造影剂注射剂量,一般使用的剂量范围为1.5~2.5ml;当病变较多,需重复检查时,检查间隔时间大于15分钟。

7. 膀胱输尿管反流的超声造影方法

(1)经尿道膀胱置导尿管排空膀胱。

(2)连接三通至导尿管,一端连接超声造影剂,另一端连接生理盐水。

(3)缓慢滴注生理盐水至半充盈量,充盈量的计算公式为(年龄 +2)× 30ml。

(4)然后团注 0.5ml 配制好的造影剂,再滴注生理盐水至充盈量,夹闭导尿管。

(5)造影剂经导尿管注入后,转换至造影模式,然后嘱患者做排尿动作,不配合者可使其哭泣,实时观察膀胱、输尿管及肾盂肾盏增强情况。

四、观察内容

重点观察:

1. 肌层有无浸润

(1)肌层浸润:病变基底部的低回声肌层带不明显,肌层与病变同步增强,且达峰时呈明显同步高增强。

(2)肌层无浸润:病变基底部的低回声肌层带存在,未与病变同步增强,病变基底部高增强的黏膜面与肌层分界清晰。

2. 膀胱输尿管反流

（1）实时观察膀胱、输尿管、肾盂、肾盏造影剂出现时间。

（2）实时观察输尿管、肾盂、肾盏造影剂充填情况。

五、临床应用

1. 膀胱癌　肿瘤有明显的增强及消退过程，根据肿瘤的分化程度及分期的不同，造影模式可有差异：

（1）高级别膀胱癌常常表现为"富血供"显著增强模式，即"快进慢退"显著高增强：肿瘤增强时间早于周围膀胱壁，肿瘤增强达峰程度显著高于周围膀胱壁，肿瘤消退时间近似于或迟于膀胱壁；低级别膀胱癌常表现为"少血供"轻度增强模式，即"快进等退轻度高增强"，肿瘤增强时间早于或近似于周围膀胱壁，肿瘤增强程度轻度高于或近似于周围膀胱壁，肿瘤消退时间近似于周围膀胱壁。

（2）非浸润性膀胱癌（Tis-T_1 期）表现为肿瘤区灌注相明显早于膀胱基底部低回声肌层，增强强度也高于基底部肌层及周边膀胱壁肌层组织，消退时间近似于正常周边膀胱壁；浸润性膀胱癌（T_2~T_4 期）表现为肿瘤组织和基底部肌层均显著增强，T_3 期肿瘤基底部浆膜层尚完整，T_4 期肿瘤突破浆膜层，浆膜层连续性中断，被增强的肿瘤组织替代。增强强度高于基底部肌层及周边膀胱壁肌层组织，消退时间晚于或近似于正常周边膀胱壁。

2. 膀胱良性肿瘤　肿瘤达峰增强程度轻度高于或近似于周围膀胱壁，肿瘤消退时间早于或近似于周围膀胱壁，肿瘤基底部与肌层分界清晰，部分肿瘤基底部可见细蒂。

3. 膀胱炎性病变

（1）慢性膀胱炎中各壁的增强强度及时间尤其是局部增厚及隆起部分与膀胱壁其他部分近似。

（2）腺性膀胱炎达峰时增强程度轻度高于或近似于周围膀胱壁，肿瘤消退时间可快于或近似于周围膀胱壁。病灶的长轴多与膀胱壁平行。

4. 膀胱内血块　在整个造影过程中,血块不出现增强。

5. 膀胱输尿管反流　可参照国际 VCUG 的标准分为五级:

Ⅰ:造影剂反流达输尿管下 1/3 段。

Ⅱ:造影剂反流达肾盂肾盏,但无扩张,肾盂穹隆正常。

Ⅲ:造影显示输尿管轻中度扩张,肾盂穹隆正常或轻度变钝。

Ⅳ:造影显示输尿管中度扩张、扭曲,肾盂中度扩张,穹隆角完全消失,但大部分肾盏保持乳头压痕。

Ⅴ:造影显示输尿管、肾盂、肾盏严重扩张,肾盏乳头压痕消失。

六、局限性

1. 超声造影对于小于 5mm 的膀胱肿瘤的检出及鉴别诊断存在局限性。

2. 超声造影对 T_4 期膀胱癌的周围侵犯及淋巴结转移难以全面评价。

3. 膀胱良性肿瘤与低级别膀胱癌在超声造影表现上存在交叉。

4. 膀胱超声造影检查每次只能观察一个切面内的情况,对于多病变的观察需重复进行。

5. 超声造影定量分析软件可辅助评估肿瘤的分级程度,但缺乏统一标准。

七、报告内容及要求

有关 CEUS 检查报告的内容,应包括:

1. 病变部位、数目、大小、形态、回声、边界、有无包膜、与膀胱壁的关系。

2. 病变开始增强时间和周围正常膀胱组织增强时间的比较。

3. 增强早期病变的增强表现(增强水平、造影剂分布特征)。

4. 增强晚期病变增强表现和变化。

5. 增强的特殊征象(包膜增强、病灶内血管、病灶内分隔、无增强区)。

6. 如多个病变,增强表现相同者可一并描述,否则应分别描述;早期和晚期增强表现相同者可一并描述,否则也应分别描述。

7. 输尿管反流超声造影要描述造影剂反流程度、输尿管形态、有无肾盂扩张、穹窿角是否存在等。

第二十章　前列腺超声造影

一、适应证

1. 前列腺特异抗原（prostate specific antigen，PSA）升高（>4ng/ml）。

2. 直肠指检（digital rectal examination，DRE）怀疑前列腺有可疑病灶。

3. 超声或其他影像技术检查（如 MRI、CT 或 PET-CT 等）提示前列腺尤其是周围区发现可疑病灶。

4. 身体其他部位发现转移癌，且怀疑原发灶来自前列腺。

5. 前列腺癌分级指导治疗或前列腺癌治疗后，需判定疗效或怀疑前列腺癌复发。

6. 前列腺癌射频消融后治疗效果的评估。

二、检查前准备

1. 应告知患者并签署知情同意书。

2. 详细了解病史，严格掌握造影剂禁忌证，避免不良后果。

3. 为防止出现造影剂超敏或过敏反应，应配有心肺复苏设备及抢救药品。

4. 检查前应避免前列腺穿刺活检，以免影响诊断。

5. 检查前患者需排净尿液及大便。

160

三、检查方法

1. 仪器设备及超声造影剂　配备低机械指数造影软件和经直肠腔内探头的彩色多普勒超声诊断仪。首选端扫式探头,造影检查时探头频率设置为 3~5MHz。

2. 患者体位　患者采取左侧卧位,屈曲双腿。

3. 超声造影方法

(1) 常规超声对前列腺和病变进行扫查,分别记录前列腺及病灶大小,以及病灶内血流信息情况。调整探头位置、增益、PRF、壁滤波,在基波状态下将图像调至最佳。

(2) 在前列腺横切面图像下选取病灶最大切面图像进行超声造影检查,保持探头位置、体位等不变,调整好所需参数;同时制备好造影剂,并将 20G 套管针穿刺入患者外周静脉(一般选取肘正中静脉),建立静脉通道。

(3) 启动超声造影检查,经肘部浅静脉团注超声造影剂2.4ml,并用 5ml 生理盐水冲管,注射同时开始计时。连续实时观察病灶的动态灌注过程,并进行图像存储。若一次造影结果不满意,可在安全剂量内进行第二次造影剂注射,再次观察病灶的造影表现。如需 2 次注射,间隔时间至少大于 10 分钟以保证循环中的微泡已被清除。

(4) 注射造影剂后,除保持探头位置、体位等不变进行超声造影观察外,也可对前列腺进行全面扫查,有助于发现常规超声难以显示的前列腺病灶。

(5) 造影动态图像储存:开始推注造影剂同时,启动计时软件,并启动图像储存软件,储存时间不少于 120 秒。

(6) 当病灶位于前列腺周围区带背侧时,应禁止探头用力加压,以免影响病灶血流灌注。

(7) 造影增益调节以前列腺包膜勉强可见为宜,聚焦点设置于病灶下方,且在整个造影检查过程中不再变动。

(8) MI 一般为低机械指数,能够达到足够的组织抑制并保持足够的深度穿透力。

四、观察内容

1. 病灶边界　观察病灶与周围前列腺组织分界情况,分为边界清晰、边界不清。边界清晰:50% 以上的病灶边缘清晰可见;边界不清:不足 50% 的病灶边缘清晰可见。

2. 增强水平　在定义目标病灶的增强水平时以其周围前列腺组织的增强水平为参照。增强水平可分为:高增强、等增强、低增强和无增强。高于周围前列腺组织为高增强;等同于前列腺组织者为等增强;低于前列腺组织者为低增强;病灶内未见造影增强信号者为无增强。如同一病灶内有不同水平的增强,定义时以最高的增强水平为准。

3. 增强强度分布　分为均匀增强、不均匀增强。

4. 增强时间　病灶开始增强时间与病灶周围组织开始增强时间比较,分为快速增强、同步增强、慢速增强。

5. 时间 - 强度曲线　应用超声造影专用软件对感兴趣区进行造影剂灌注的时间 - 强度曲线分析,得到开始增强时间、增强持续时间、达峰时间、峰值强度、廓清时间及曲线下面积等数据。

6. 不对称血管结构　增强早期病变周围出现的血管结构,而前列腺对侧相应区域未出现类似的血管结构。

五、临床应用

1. 前列腺占位性病灶良恶性的鉴别诊断

(1) 恶性病灶:内腺出现早期高灌注区且造影剂消退较周围内腺实质快的局灶性病变时,经直肠超声引导下穿刺活检证实多为前列腺癌。大多数外腺恶性病灶表现为早期造影强度较高的灌注特征,少数表现为低增强或无增强。前列腺癌超声造影增强主要特征表现为:快进、高增强,增强过程中病灶内造影剂灌注不均呈不均匀增强表现,病灶内可观察到不对称血管结构及无增强区,与周围组织交界处不光滑,连续性较差。

（2）良性病灶

1）增强强度:增强早期病灶呈等增强或低增强。

2）增强时间:病灶与病灶周围组织呈同步增强。

3）不对称血管结构:良性前列腺增生增强早期无不对称血管结构。

4）消退时间:良性前列腺增生一般不出现快速消退现象。

2. 超声造影在引导前列腺穿刺活检中的应用　超声造影能显著提高前列腺癌的阳性检出率,特别是体积较大、位于外周带及恶性程度高的肿瘤,并减少了穿刺针数及次数。

3. 超声造影在前列腺肿瘤大小评估中的应用　超声造影在准确评估病灶大小对预后判断及治疗方案选择上具有重要的意义。

4. 超声造影在前列腺癌治疗疗效中的评价　超声造影在监测肿瘤进展、评估治疗效果、及时发现肿瘤复发等方面也有应用前景。

5. 超声造影在前列腺癌射频治疗后的应用　超声造影对射频消融灶具有确切的显示效果,可以显示前列腺分区消融的范围及部位,可以较清楚地区分出消融后坏死组织和活性组织。

六、局限性

1. 超声造影探头频率较低,对小病灶超声造影增强表现的细节观察造成一定程度影响。

2. 本指南提出的超声造影增强表现仅适用于前列腺癌及良性前列腺增生,对前列腺其他疾病是否也适用有待进一步研究。

七、报告内容和要求

应包括超声描述、超声诊断和可能的建议三部分,前两者为必需内容。

1. 超声描述

（1）常规超声描述：病灶位置、形态、边界情况、回声强度、是否均匀、血流情况。

（2）经直肠超声造影描述：病灶开始增强时间情况、增强早期病灶增强强度、增强早期是否存在不对称血管结构。

2. 超声诊断 前列腺病灶血供是否丰富、病灶可能的性质。

第二十一章　阴囊超声造影

一、适应证

1. 睾丸肿块性病变超声诊断与鉴别诊断。
2. 附睾肿块性病变超声诊断及鉴别诊断。
3. 睾丸附睾缺血性病变超声诊断及鉴别诊断。
4. 阴囊外伤超声诊断及评估。

二、检查前准备

一般无需特殊准备,患者采用仰卧位,充分暴露下腹部和外阴部。

三、检查方法

进行阴囊纵切面和横切面扫查,以灰阶声像图为主。然后行彩色和频谱多普勒检查。对于肿块性病变,选择血供最丰富的切面行超声造影。

1. 超声造影剂　造影剂制备及注射要求参见造影剂说明书。造影剂经外周静脉团注,每次用量为 2.0~2.4ml(用量以造影效果达到最佳为宜,必要时可用4.8ml)。如需多次注射,间隔时间至少大于 10 分钟,以保证循环中的微泡已经清除。

2. 仪器、探头及超声造影条件设置

(1) 仪器:配有超声造影成像技术的超声诊断仪及与之匹配的高频探头(频率 3~9MHz)。

（2）条件设置:选择预设为睾丸造影条件。MI:0.05~0.08,单点聚焦置于病灶深部边缘,调整增益抑制睾丸背景回声,睾丸白膜维持在可见的水平。

3. 患者体位　同常规睾丸超声检查的体位。患者充分暴露下腹部及外阴部,并在造影检查过程中保持该体位不变。

4. 超声造影方法　选取能同时显示病灶和正常睾丸组织的切面,如果病灶较大或病灶周边无正常睾丸组织,可以取另一侧正常睾丸组织作对照(如果两侧睾丸距离较远,可用手把双侧睾丸托在一起进行超声造影检查),调节图像,进入造影模式。团注造影剂后,启动计时器,观察病灶的增强情况,存储病灶增强过程的动态图像资料。

四、观察内容

对于阴囊超声造影评价方法及指标,目前尚无统一的标准。对睾丸病灶超声造影的观察内容以定性观察分析为主,部分病例行定量分析,重点观察以下超声造影表现:

1. 增强时间及廓清时间　将病灶组织内增强时间与正常睾丸组织的增强时间对照,早于正常睾丸组织增强为快进,晚于正常睾丸组织增强为慢进;病灶内造影剂廓清较正常睾丸组织快为快退,病灶内造影剂廓清较正常睾丸组织慢为慢退。

2. 病灶边界　观察病灶与周围正常睾丸组织分界情况,分为边界清晰、边界不清。边界清晰是指 50% 以上的病灶边缘清晰可见;边界不清是指不足 50% 的病灶边缘清晰可见。

3. 增强方向　病灶内血流灌注增强方向分为向心性、离心性、弥漫性增强。向心性增强指由病灶周边开始向中央增强;离心性增强指由病灶中央开始向周边增强;弥漫性增强指病灶周边及中央同时增强。

4. 增强水平　将病灶增强的强度与周围正常睾丸组织对照,分为高增强、等增强、低增强及无增强。高于周围正常睾丸组织增强者为高增强;等同于睾丸组织增强者为等增强;

低于睾丸组织增强者为低增强;病灶内未见造影增强信号者为无增强。

5. 增强强度分布　根据病灶组织内增强强度分布的均匀性分为均匀和不均匀增强。

6. 增强后肿块大小　增强后与二维超声比较其大小,分为增大及无增大。

7. 时间-强度曲线　应用超声造影专用软件,对感兴趣区进行造影剂灌注的时间-强度曲线分析,得到开始增强时间、增强持续时间、达峰时间、峰值强度、廓清时间及曲线下面积等数据。

五、临床应用

1. 睾丸良恶性肿块的鉴别诊断　睾丸良恶性结节的超声增强表现总体上存在差别。研究表明,睾丸恶性肿瘤多数呈整体弥漫性高增强,如睾丸精原细胞瘤、胚胎癌、卵黄囊瘤、绒毛膜上皮癌;睾丸精原细胞瘤多数(当直径 <4cm 时)呈均匀性高增强、边界较清、大小无明显变化,如果肿块呈不均匀高增强,尤其是较小的肿块呈不均匀性高增强,且边界不清、肿块明显增大,则应考虑为非精原细胞瘤的生殖细胞肿瘤如胚胎癌、绒毛膜上皮癌等。睾丸淋巴瘤二维超声表现回声低、均匀、无钙化及液化,超声造影均表现为"快进快出",均匀性高增强。睾丸肿块较周围正常睾丸组织高增强,提示睾丸恶性肿瘤的阳性预测值为 97.4%(95% CI:84.9%~99.9%)。睾丸良性肿瘤多数表现为无增强,如表皮囊肿。相关文献报道,睾丸间质细胞瘤表现为向心性高增强,增强欠均匀,周边可见不连续增强环,中心可见少许无增强区,增强后团块大小无明显变化,团块内造影剂消退缓慢。单独睾丸结核极少见,常伴发附睾结核。睾丸内肿块样病灶表现为"快进慢出"或"同进慢出"、高增强、不均匀性增强,其内可见多处不规则的低增强区或无增强区,病灶呈"烂絮状",增强后肿块边界不清。

有关研究结果显示,超声造影在诊断睾丸恶性肿瘤的符合率为 87.5%,良性肿瘤的诊断符合率为 90.9%,诊断符合率较常规超声有明显提高,说明超声造影在诊断睾丸良恶性肿瘤的应用上有明显的鉴别诊断价值,结合常规超声进行分析,可以明显提高诊断信心。

2. 附睾肿块性病变鉴别诊断　附睾结核表现为"快进慢出"或"同进慢出"、高增强、不均匀性增强,其内可见多处不规则的低增强区或无增强区,病灶呈"烂絮状";附睾良性肿块表现为"快进慢出"或"同进慢出",多数呈高增强、均匀性增强或增强欠均匀,少数病例呈等增强,增强后团块边界清楚,大小无变化,如附睾腺瘤样瘤。

3. 睾丸附睾缺血性病变鉴别诊断　睾丸扭转所致睾丸完全性坏死表现为睾丸无增强(需连续动态观察 2 分钟);睾丸扭转所致睾丸不完全性坏死表现为患侧睾丸造影剂进入缓慢,睾丸内见稀疏造影剂,表现为低增强;相关文献报道,睾丸节段性梗死,较罕见,其病因可能为特发性的,也可能与高凝状态、血管炎、扭转、外伤、感染有关。灰阶超声显示睾丸内混合回声病灶,周边回声较高,内部回声较低或者表现为整体稍高回声,多普勒检测显示病灶无血流信号,病灶周围正常睾丸组织血供增多;超声造影表现为病灶边缘增强,中央部分无增强。

4. 阴囊外伤超声诊断及评估

(1) 睾丸挫伤:超声造影显示患侧睾丸呈均匀性等增强或高增强。

(2) 睾丸血肿:超声造影显示睾丸内可见无增强区,注入造影剂后可明确显示血肿的位置、大小及范围。

(3) 睾丸破裂:超声造影显示睾丸无正常形态,白膜不连续,可以明确白膜破损部位及破口大小、睾丸积血量,从而可以有效评估睾丸损伤程度,为手术方式(是否可以修补还是切除睾丸)的选择提供了重要的影像学信息。

(4) 睾丸脱位:注入造影剂后睾丸无增强,无增强的睾丸与部分增强的阴囊壁区分开来,从而分别评估睾丸及阴囊壁损伤程度。

(5) 阴囊壁挫伤:正常阴囊壁厚度为 3~5mm。阴囊壁损伤主要表现为阴囊壁厚度为 5~15mm,层次结构欠清楚,回声欠均匀,内可见条状暗区,多普勒显示阴囊壁呈充血状态。超声造影后显示阴囊壁增厚,呈较均匀性等增强或高增强。

(6) 阴囊壁血肿:阴囊壁厚度大于 15mm 以上,其内回声杂乱不均匀。注入造影剂后显示阴囊壁不均匀性高增强,其内可见不规则无增强区。超声造影后可较准确评估血肿范围。

六、注意事项及局限性

睾丸组织为生殖器官,为避免超声造影可能造成的生殖功能损伤,做睾丸超声造影时应注意以下几方面:

(1) 造影靶目标尽量只选择患侧睾丸,以同侧正常睾丸组织作为对照,当病灶占据患侧整个睾丸,患侧睾丸无正常睾丸组织做对照时,才选择对侧正常睾丸组织做对照。

(2) 尽量缩短超声造影时间,动脉期及静脉期间断扫查,达到诊断目的后便可结束检查。

(3) 禁用 Flash 功能。

七、报告内容及要求

1. 常规超声 描述阴囊肿块灰阶超声及彩色多普勒超声的表现及特征,判断肿块的位置及来源。

2. 超声造影 描述造影剂推注方式、次数、剂量,造影后病灶有无增强、增强方式等,以及造影剂在排出过程中有无滞留(造影剂的廓清情况)。并记录患者有无不良反应。

3. 超声造影诊断提示

(1) 定来源:肿块是来源于睾丸或是附睾或是精索。

(2) 提示肿块是富血供还是乏血供。

(3) 提示是良性肿瘤还是恶性肿瘤。

(4) 肿块最可能的病理诊断。

第二十二章　妇科超声造影

第一节　经非血管途径超声造影

子宫输卵管超声造影（hysterosalpingo-contrast sonography，HyCoSy）是将造影剂经置入宫腔的导管注入子宫腔和输卵管内，显示子宫腔和输卵管腔的形态、位置，发现宫腔和输卵管内病变、畸形以及评估输卵管通畅性的一种检查方法。

一、适应证

1. 不孕症中男方精液正常，女方疑有输卵管阻塞。

2. 不孕症中人工受精前输卵管通畅性评估。

3. 输卵管绝育术、再通术、成形术后或其他非手术治疗后的效果评估。

4. 下腹部手术史，疑输卵管卵巢周围粘连或输卵管不全闭锁者。

5. 输卵管妊娠保守治疗后的通畅性评估。

6. 经阴道超声无法清晰显示宫腔病变，如子宫肌瘤、息肉和粘连等。

7. 对碘过敏的患者。

二、禁忌证

1. 内外生殖器官急、慢性炎症，滴虫性或念珠菌性阴道炎。

2. 宫颈重度糜烂或分泌物较多者。

3. 盆腔活动性结核。

4. 宫颈或宫腔内疑有恶性病变者。

5. 超声造影剂过敏史。

三、检查前准备

1. 患者的准备（筛选）

（1）月经干净后 3~7 天，检查前 3 天禁性生活。

（2）常规妇科检查，白带悬液检查，阴道洁净度检查。

（3）无全身性或心肺血管等重要器官疾病（排除高血压、甲亢）。

2. 了解病史和既往检查结果。

3. 检查告知和签署知情同意书。

4. 置管前肌内注射阿托品 0.5mg。

5. 宫腔置管　患者取膀胱截石位，常规消毒铺巾，窥阴器暴露宫颈外口，将专用的输卵管造影导管或 12 号 Foley 双腔导管经宫颈口送入至宫腔内，气囊内注入生理盐水 1.5~2ml 将导管固定于宫颈内口上方。

6. 造影剂配制与给药途径　以注射用六氟化硫微泡为例，将造影剂配制成微泡混悬液。造影前抽取 2.5~5ml 混悬液与生理盐水混合配制成 20~40ml 子宫输卵管超声造影剂进行造影；宫腔造影时，造影剂可采用生理盐水。给药途径采用经宫腔置管内注入宫腔。

四、检查方法

子宫输卵管超声造影有经腹和经阴道超声造影两种检查方式，经腹部超声造影需充盈膀胱，易受肠道气体干扰，影响输卵管显影效果，建议尽量采用经阴道方式检查。经阴道 CEUS 有二维成像、三维成像两种，三维超声造影对于观察子宫输卵管走行形态异常优于二维超声造影。

1. 检查仪器　彩色多普勒超声诊断仪，具有低机械指数

CEUS 特异性成像技术,配备经阴道二维超声造影探头或经阴道三维容积超声造影探头。

2. 超声造影剂 可用于子宫输卵管超声造影的造影剂种类较多,微泡型造影剂多用于输卵管通畅度检验;生理盐水等多用于宫腔造影检查。造影剂用量以获得清晰和满意的子宫输卵管造影图像即可,必要时可重复行造影检查,但需待盆腔内微泡清除后实施。

3. 造影前准备

(1) 经阴道常规超声检查:经阴道探头外罩消毒保护套,置入阴道内常规超声扫查子宫、附件区及子宫直肠窝情况。观察子宫附件、盆腔有无病变,以及盆腔有无积液等。

(2) 宫腔置管水囊调节与观察部位设置:调节水囊大小占宫腔容积 1/3~1/2。子宫横切面,观察并记录子宫角和双侧卵巢空间位置;调整仪器超声扫查角度至最大,三维超声检查还需调节容积角度至最大。探头切面置于感兴趣区域,观察靶目标位于图像中部或三维容积框内。

4. 超声造影检查步骤

(1) 经阴道 2D-HyCoSy

1) 进入仪器设置的二维输卵管造影条件,子宫横切面显示两侧宫角处,启动造影模式键(contrast)进入造影模式,调节总增益键使盆壁、子宫浆膜层或膀胱壁背景回声刚刚接近消失。

2) 经导管匀速推注子宫输卵管超声造影剂,每侧 5~10ml,分别追踪扫查造影剂经宫腔至一侧输卵管内,从间质部向伞端的流动轨迹。

3) 观察造影剂包绕卵巢情况、盆腔内造影剂弥散均匀度、子宫肌层和宫旁静脉丛有无逆流。

4) 记录注入造影剂压力大小、注入造影剂量、有无造影剂反流以及注入造影剂时患者的疼痛程度等。

5) 全部造影数据存储于仪器硬盘,以备后期通畅度评估分析。

(2) 经阴道 3D-HyCoSy

1）进入仪器设置的三维输卵管造影条件，显示子宫横切面，启动 3D 模式键，进行 3D 预扫查，当确定感兴趣区（子宫和双侧卵巢）位于三维扫查容积框内时，启动造影模式键（contrast）进入造影模式。调节总增益键使盆壁、子宫浆膜层或膀胱壁背景回声刚刚接近消失。

2）经阴道实时三维造影时，按压 4D 键，激活 4D 键后迅速调节重建框至最大。启动仪器自动存储的同时向宫腔内持续匀速推注造影剂，并旋转 X 轴键，从冠状面观察造影过程。造影结束按压动态存储键，将自动记录的动态造影数据存储于仪器硬盘内。

3）经阴道静态三维造影时，按压 3D 键，激活 3D 扫描的同时持续匀速向宫腔内推注造影剂，3D 扫描完成后按压存储键，将 3D 造影数据存储于仪器硬盘内。静态 3D 造影需连续采集 3~5 个数据集。

4）三维造影完成后，随即在造影状态下二维超声观察造影剂在双侧卵巢周围包绕情况和盆腔内造影剂弥散的范围与均匀度。

5）记录注入造影剂压力大小、注入造影剂量、有无造影剂反流以及注入造影剂时患者的疼痛程度等。

6）全部造影数据存储于仪器硬盘，造影结束后，调出容积图像回放、旋转、剪切、分析评估输卵管通畅度。静态三维分析时，调出的造影图像需先调节重建框至最大，重建三维造影图像并观察分析；实时三维动态图像直接回放观察分析。

5. 检查注意事项

（1）二维超声造影分别观察双侧输卵管，当造影剂从一侧输卵管伞端溢出后应迅速转至另一侧输卵管影像观察，以免溢出的造影剂充满整个盆腔而影响另一侧输卵管观察。

（2）实时三维超声造影伞端未见造影剂溢出或输卵管显影不理想时，后续应采用静态三维和二维超声造影补充观察，避免输卵管通畅度评估的假阳性或因图像质量不佳造成漏诊误诊。亦可采用阴性造影剂生理盐水补充观察其通畅度或进行宫腔病变筛查。

（3）双侧卵巢包绕和（或）盆腔弥散情况应尽量在实时三维造影后即刻观察，因在二维造影后，探头摆动使淤滞的造影剂在盆腔内或两侧卵巢间相互弥散，造成假阴性结果。注意实时三维逐帧回放观察伞端造影剂溢出后盆腔内流向，避免通畅侧输卵管溢出的造影剂弥散至对侧不通畅侧输卵管相对应的卵巢和盆腔周围，形成环状包绕和均匀弥散的假像。

（4）推注造影剂速度和压力应适度，过快推注造成宫腔内压力骤升或过冷的液体注入宫腔，刺激子宫引起子宫痉挛，易造成输卵管不通的假象。输卵管不通时，不要强行加压推注，以免引起输卵管损伤。

（5）检查结束后，患者应留观 10~20 分钟左右，待疼痛缓解或消失，或观察无造影剂过敏反应后离开。

（6）造影后常规需口服抗生素 2~3 天，并禁止性生活 1~2 周。

五、观察内容

1. 子宫腔显影相　观察宫腔形态有无畸形，以及宫腔内有无充盈缺损或明显凹凸不平等。

2. 输卵管显影相　输卵管是否通畅；输卵管管径有无局部纤细或膨大或不光整；输卵管走行有无明显扭曲、盘曲、成角、僵硬等。

3. 盆腔弥散相　卵巢周围造影剂包绕是否完整；盆腔内造影剂溢出的范围以及分布是否均匀，有无分隔光带。

4. 观察子宫肌层和宫旁静脉丛有无逆流。

5. 记录造影剂注入量、反流量、注入压力大小、患者疼痛度等。

六、子宫输卵管超声造影诊断内容

1. 输卵管通畅度评估

（1）输卵管通畅：超声造影显示输卵管呈连续条带状高增强，走行自然、柔顺，管径粗细均匀、光滑；伞端见大量造影剂溢出,卵巢周围见环状强回声带,子宫周围及盆腔内造影剂微气泡弥散均匀,盆腔液体量增加。注入造影剂时无阻力、无反流、患者无明显不适。

(2)输卵管阻塞:超声造影显示宫腔充盈饱满或宫角圆钝。输卵管全程不显影或中远端部分不显影或远端膨大,伞端未见造影剂溢出,卵巢周围无环状强回声带,子宫周围及盆腔内未见造影剂回声,注入造影剂时阻力较大,造影剂反流量多,患者有明显不适或下腹痛感。

2. 宫腔、盆腔病变诊断

(1)子宫畸形:子宫畸形诊断参照美国生殖学会分类法和诊断标准。HyCoSy 中常见的子宫畸形有单角子宫、弓形子宫和纵隔子宫等。

1)单角子宫三维造影显示宫腔略小,呈"管状",或仅见一条输卵管与其相通。

2)弓状子宫三维造影显示宫底部宫腔轻微凹陷,两侧宫角连线与凹陷最低点深度为 5~10mm;二维超声显示宫底部肌壁呈弧形内凹。

3)纵隔子宫三维造影显示宫底部宫腔凹陷,两侧宫角连线与凹陷最低点深度 >10mm;二维超声显示宫底部肌壁无凹陷或轻微凹陷。

(2)子宫内膜息肉、黏膜下肌瘤:子宫内膜息肉、黏膜下肌瘤超声造影显示宫腔呈局限性充盈缺损、凹陷或凸起,生理盐水宫腔造影显示宫腔内膜面等回声或低回声团块,大小不等,可多发。

(3)宫腔粘连超声造影显示宫腔内膜面不光滑,呈局限性充盈缺损,范围视粘连程度不等。生理盐水宫腔造影膨宫后,显示宫腔内可见条、带状或网状高回声带或宫腔局部内壁黏着,不能膨胀。

(4)盆腔粘连者,在超声造影盆腔内液体增多后,盆腔积液内显示多个条、带状回声带。

(5)剖宫产术后瘢痕憩室超声造影后,纵横切面显示瘢痕处造影剂充填呈短棒状、三角形或楔形增强回声由宫腔向子宫肌层侧凸出,生理盐水造影瘢痕处表现为与微泡造影剂形态相似的子宫前壁下段肌壁内无回声凹陷。

七、局限性

1. 经阴道二维超声造影(2D-HyCoSy)

(1) 二维超声造影不能同时显示双侧输卵管,且难以在单一平面显示一侧输卵管全程,需分段观察。对走行形态明显异常的输卵管显示困难。

(2) 对操作者经验依赖性强。

2. 经阴道三维超声造影(3D-HyCoSy)

(1) 检查仪器设备要求较高,需配备 CEUS 功能的腔内容积探头。

(2) 为获得高质量造影图像,造影数据采集和图像处理技术需专门培训。

(3) 为避免输卵管通畅度检验的假阳性,建议在输卵管近端或远端未显影时,采用静态三维、二维超声造影等多种模式补充检查。

3. 造影剂显示宫腔局限性充盈缺损、凹陷或凸起等存在造影剂充盈伪像,影响宫腔病变观察,建议结合生理盐水造影检查。

4. 目前 HyCoSy 主要用于输卵管通畅度检验,无论二维或三维超声造影均不能对输卵管功能状态进行全面准确的判断。

5. 部分患者宫旁静脉丛和肌层造影剂逆流明显,静脉显影遮掩或与输卵管影像重叠,影响对输卵管走行形态观察。此时,评估通畅度时,应注意卵巢和盆腔内是否有造影剂回声。

6. 当水囊位于宫颈内口上方时,由于水囊遮掩,对于剖宫产术后瘢痕处病变观察受到一定影响,若将水囊下移至宫颈水平,瘢痕憩室显示较佳。

八、HyCoSy 报告内容

1. 常规超声 经阴道常规超声子宫、附件检查,如有病变,则对相应的病变进行记录描述。子宫、两侧卵巢空间定位描述,如子宫是前位、后位、平位或前倾前屈、后倾后屈位;有无左旋或右旋等。如卵巢邻近或远离子宫、位于子宫后方或前方、位于子宫下段附近或宫底附近等。

2. 超声造影 宫腔形态有无异常、有无宫腔内病变。输卵管管径的粗细、僵硬程度或空间走行形态有无异常;两侧伞端有无造影剂溢出以及溢出的量多少。双侧卵巢、子宫周围造影剂包绕的连续性,盆腔造影剂分布均匀程度,是否对称。子宫肌壁、宫旁静脉丛有无造影剂逆流。

报告推注造影剂量、反流量、患者疼痛度。

3. 常规超声及 HyCoSy 提示

(1) 子宫附件、盆腔超声提示。

(2) 输卵管通畅度评估

1) 通畅(左、右或双侧);

2) 阻塞(左、右或双侧、近端或远端)。

(3) 有无子宫肌层或宫旁静脉丛造影剂逆流。

第二节 经血管途径造影

一、适应证

1. 在常规超声基础上,更多地了解子宫肌瘤、腺肌病及宫腔占位病变(内膜息肉、黏膜下肌瘤、胚胎组织物残留等)超声诊断信息,提高诊断及鉴别诊断能力。

2. 子宫恶性肿瘤 提高超声检查的敏感性和特异性,帮助了解肿瘤浸润范围、程度和周围脏器侵犯情况。

3. 妊娠相关疾病 如异位妊娠、胎盘植入、滋养细胞疾病等,通过异常血流的检测,提高诊断价值、指导临床治疗和疗效观察。

4. 盆腔内肿块　帮助判断组织来源,确定物理性质(囊性、实性),鉴别良恶性。

5. 盆腔炎性病变的诊断和疗效观察。

6. 超声介入中应用　引导穿刺活检,指导局部消融治疗及疗效评估。

二、检查前准备

1. 经腹部超声造影时,应适度充盈膀胱。

2. 经阴道超声造影无需特殊准备。

三、检查方法

根据检查需要,选择经腹部或经阴道探头,腹部探头频率为 2.5~4.0MHz,阴道探头频率为 5.0~9.0MHz。

1. 造影前常规超声检查　采用经腹部及经阴道(必要时经直肠)方式联合检查,了解子宫及附件区域一般情况。

2. 超声造影检查

(1)造影剂及造影条件设置:造影剂的制备及注射参考造影剂说明书。造影剂经外周静脉团注,推荐剂量经腹部检查为 1.2~2.4ml,经阴道检查的推荐剂量为 2.0~4.8ml。造影条件的设置要求图像能够达到最优化,并获得充分的组织抑制,保持足够的深度穿透力,调节 MI 为 0.04~0.08,聚焦点置于病灶底部水平,增益调节以二维灰阶背景回声刚刚消失、膀胱后壁界面隐约可见为准。

(2)造影检查步骤

1)将切面固定于目标区域,先切换到造影成像模式,调节超声造影成像条件。

2)注射造影剂并开始计时,当造影剂微泡到达目标时,缓慢扇形扫查整个病灶,观察造影剂灌注情况。

3)连续存储超声造影 120 秒内的图像,如有必要也可连续存储 3~5 分钟之内的图像。

4）若对病变区进行时间 - 强度曲线定量分析,应固定探头于感兴趣区,并全程记录灌注过程。

3. 检查注意事项

（1）扫查方式的选择:根据目标病灶的大小及位置,选择扫查方式。肿块足够大,经腹部扫查能够清晰显示的,可采用经腹部超声造影;当肿块较小,或位于子宫后方位置较深的,或需观察肿块内乳头状结节等局部结构时,建议采用经阴道超声造影方式。

（2）目标区域的选择:实性肿块选择常规超声检查血流丰富的部分,囊实性肿块选择病灶的实性部分为目标区域。除病灶外,同时显示部分子宫或卵巢组织作为参照。如不能同时显示病灶及参照组织,建议采取二次注射。二次注射先观察病灶区造影剂灌注时间、消退时间及灌注模式,而后观察子宫或卵巢组织造影剂灌注情况。

（3）注射造影剂时针头直径应大于 20G,以免注射时因机械冲击发生微泡破裂,影响造影效果。

（4）对于需要采取二次注射的患者,间隔时间至少为 10 分钟,以保证循环中的微泡已清除。

四、观察内容

关于子宫和附件肿块超声造影评价方法及指标,目前尚无统一标准,参照文献报道及多中心的研究结果,本指南建议采用定性的观察方法进行分析,鉴别肿块良恶性时,可同时进行时间 - 强度曲线定量分析作为补充。

1. 时相划分　分为增强早期和增强晚期。增强早期指子宫动脉开始灌注至子宫肌层完全灌注,逐渐增强达峰值的过程;增强晚期指自子宫肌层峰值强度开始消退至造影前水平的过程。

2. 观察指标　观察并记录病灶增强时间、增强水平和造影剂分布形态特征。开始增强时间为从注入造影剂至观察目标内出现增强的时间,并以子宫肌层为参照,分为早增强、同步增强及迟增强。增强水平以子宫肌层为参照,分为高、等、低及无增强,当病灶增强水平不一致时,以最高增强部分为准。造影剂分布主要分为均匀和不均匀。

3. 时间 - 强度曲线　定量分析记录病灶内造影剂从出现(开始)增强、强度达到高峰、开始消退以及持续增强的整个过程,并分析开始增强时间、达峰时间、峰值强度、半廓清时间、曲线下面积等参数。

五、临床应用

1. 子宫

(1) 正常子宫的超声造影表现:子宫供血主要来源于子宫动脉及其分支。子宫动脉主干呈双侧分布,在宫颈内口水平依次分出上行支和下行支等动脉血管。上行支沿子宫侧缘上行,达子宫底高度,进入肌层后依次发出第 1 级分支(弓状动脉,营养肌层外 1/3)、第 2 级分支(放射状动脉,营养肌层中1/3)、第 3 级分支(螺旋动脉,营养肌层内 1/3 与内膜)。下行支主要向宫颈供血。各级子宫动脉呈环抱状分布,至中线处汇合。

实时超声造影可清晰显示子宫内动脉的循环灌注特征。注射造影剂后 10~20 秒,子宫动脉主干及其分支首先灌注呈高增强,随之子宫肌层增强,增强顺序为浆膜层→肌层(外→内)→内膜层,宫颈与宫体同步或稍晚于宫体增强。造影剂分布均匀,肌层强度稍高于内膜层。消退顺序与之相反,即子宫内膜先消退,子宫肌层及宫颈随后同步消退。

(2) 子宫肌瘤与腺肌病

1) 子宫肌瘤:造影结果因子宫肌瘤类型、部位、患者年龄、有无变性等不同而存在较大差异。肌壁间肌瘤有假包膜时,包膜首先增强呈包绕的环状,随后造影剂进入瘤体内部,表现为均匀性等增强或高增强。小的肌瘤包膜增强不明显,瘤体呈均匀性增强。消退时顺序相反,瘤体内部造影剂消退较正常肌层快,表现为相对低回声,而假包膜消退相对较慢呈稍高回声,可较好勾画出瘤体边界,清晰显示肌瘤数目、大小和位置。有蒂的黏膜下肌瘤,蒂部血管首先增强,并伸入宫腔,再显示由其分支血管包绕肌瘤周边并进入瘤内,瘤体呈均匀性增强。无蒂的黏膜下肌瘤则表现为基底部出现枝状或丛状滋养血管的增强,并迅速向宫腔内膜侧的瘤体充盈。浆膜下肌瘤或阔韧带肌瘤,增强早期先显示与宫体相连的瘤蒂血管,再发出分支环绕并伸入瘤体,增强时间与子宫肌层基本一致,表现为同步灌注,增强强度可高于或等于肌层,体积大的多呈低增强。

肌瘤玻璃样变性及囊性变时,变性区域无造影剂灌注,其余部分仍有肌瘤典型的灌注及消退特点。肉瘤样变时,可见多条滋养血管呈不规则分支状同时灌注,瘤体内造影剂分布明显不均匀,并见大片充盈缺损区,消退时无明显包膜感,病灶区与肌层分界不清。

2）腺肌病:子宫腺肌病根据病变分布的范围,分为弥漫性和局限性两种。超声造影时肌层病变区灌注表现为多样化,开始灌注时间可较正常子宫提前、同步或延后,整个病变区呈非均匀性、多灶性增强,与周围正常肌层分界模糊;消退时,病变区和周围肌层几乎同时消退。子宫腺肌病不形成假包膜,整个造影过程均未见明显的周边环状增强,与子宫肌瘤明显不同,可为两者的鉴别诊断提供依据。

（3）子宫内膜息肉:内膜息肉由肌层内子宫动脉分支发出的细条状滋养血管供血,内膜组织则通过螺旋动脉供血,供血途径的不同决定了内膜息肉超声造影的表现。超声造影时,内膜息肉开始增强时间等于或稍晚于子宫肌层,早于子宫内膜,呈整体快速增强,增强强度与子宫肌层基本一致,高于子宫内膜增强水平。继发囊性变时,增强早期可见不均匀增强,并见蜂窝状无灌注区。

（4）子宫内膜癌:早期常规超声检查多无异常,或仅有内膜增厚,超声造影多无灌注异常。随着癌肿浸润进展,中晚期内膜癌超声造影显示明显的灌注异常。增强早期,病变的内膜组织显示快速高增强,开始增强时间、达峰时间明显早于周围正常肌层。消退时,癌肿区域造影剂减退快,呈相对低增强,与周围正常肌层分界相对清晰。造影剂的强度分布变化,勾画出病变范围及侵入肌壁的深度与范围,对临床治疗和分期有一定指导意义。

(5)子宫颈癌:子宫颈癌的超声造影表现取决于病程发展的不同阶段。超声造影对宫颈癌的诊断具有较高的准确率,Ⅱ期以上癌肿在增强早期呈现为早于宫体的快速不均匀性高增强,迅速达到高峰,形成环状及团状高增强造影表现,与子宫体形成明显界限;增强晚期造影剂消退快于子宫体,呈低增强。即使对于Ⅰb期宫颈无明显形态变化的患者,超声造影仍可提示局部血流灌注异常。对于浸润范围的判断,超声造影同样有较高的准确率,子宫体与宫颈癌病变区造影时形成的分界,有助于识别宫颈癌的病变范围及浸润程度,为宫颈癌的不同临床分期提供影像学依据。在宫颈癌小的局限性浸润的评价方面,超声造影存在低估的情况。低分化肿瘤恶性程度高,生长速度快,病灶内有大量迂曲不规则的滋养血管和分裂旺盛的血管内皮细胞,使得血管显影区域增加、微气泡反射回声增强,造影时低分化宫颈癌峰值强度较高中分化者高。

(6)妊娠相关病变

1)胎盘粘连与植入:正常胎盘在超声造影中的灌注顺序为:子宫浆膜层→子宫基蜕膜血管→胎盘基底部→母体侧胎盘小叶,并迅速充盈融合,清楚勾画出胎盘形态与大小。尽管近年来,学者们对超声造影在孕鼠胎盘安全性方面进行了研究,但造影剂是否能通过胎盘屏障进入胎儿体内循环仍不明确,是否会影响胎儿尚不清楚,因此本指南暂不推荐在正常产科中应用,仅用于胎儿有致命性畸形或宫内无法存活并疑有胎盘病变需终止妊娠的患者行超声造影检查,或用于诊断产后胎盘植入。

超声造影显示胎盘组织灌注,可定位残留胎盘位置、大小、与子宫肌壁的界限,判断植入的部位与程度。残留病灶可以呈高增强,提示血供丰富;可以呈无增强,提示病灶为乏血供或有机化。超声造影对剖宫产切口处胎盘植入亦有较高的敏感性和准确性,能清楚显示胎盘植入的部位、与子宫切口周边肌层的关系以及相邻浆膜层的厚度,判断植入的程度。这类病例几乎都需要子宫动脉栓塞后行清宫术,超声造影为临床治疗与判断预后提供了重要信息。

2)宫内血块:宫腔内血凝块在二维超声上可显示为杂乱回声,也可显示为均匀或不均匀的中高回声,很难明确是否为单纯的血凝块,但因其内无血流灌注,故超声造影表现为病灶区始终无造影剂灌注,与周围宫壁组织边界清晰。

3)妊娠滋养细胞肿瘤:包括侵蚀性葡萄胎和绒癌等。二维超声表现典型时,呈不规则蜂窝状回声;不典型时,表现为子宫肌层回声不均匀或不均质中低回声团。CDFI显示病灶区血流丰富或呈"湖泊样"血流信号。超声造影表现为离心式灌注,即由病灶区域一点或多点早期快速高增强,强度高于周围肌层,并向周边快速灌注,或呈肌层内杂乱血管多点多中心向周边快速灌注,并持续增强,消退较晚。CDFI显示血流缺乏的区域,超声造影表现为无增强或低增强。有研究认为,超声造影还可显示肌层异型血管的侵犯范围、深度及穿孔的先兆表现,对临床选择手术治疗有重要指导意义。超声造影对滋养细胞肿瘤化疗后病灶的监测同样有意义,治疗有效时,侵蚀灶灌注减少,继而在后期灌注缺失,为临床评价化疗疗效与转归从灌注水平提供了影像学依据。

2. 卵巢

(1)正常卵巢超声造影表现:卵巢为女性的性腺器官,育龄期女性卵巢产生卵泡,在激素作用下,卵泡生长、发育、成熟、排出、黄体形成。由于各级生长卵泡的存在,卵巢皮质通常呈"多囊状"结构。卵巢受卵巢动脉和子宫动脉卵巢支双重供血,分别于卵巢前缘和卵巢门向内部发出分支供血。超声造影时,造影剂注射后16~20秒,卵巢中央髓质部分开始增强,继而向周围皮质部分增强。整体增强后卵巢皮质部分多呈"多囊状"无增强区,壁环状增强,具有一定特征。后期造影剂逐渐消退,髓质部分仍呈持续性高增强,皮质部分强度明显减弱。绝经期卵巢增强强度弱,皮质呈现稀疏低增强,"多囊状"结构不明显。

(2) 卵巢非赘生性囊肿:卵巢非赘生性囊肿包括滤泡囊肿、黄体囊肿、内膜囊肿等,常规超声检查声像图典型,多不需超声造影进一步检查。部分囊肿由于囊内感染、出血等病理生理变化,可表现为囊内有乳头状结节或呈混合性、类实质样改变,超声造影则清晰显示单纯性囊肿的结构特征,囊壁及囊内分隔均匀增强,囊壁光滑,厚薄一致,内部类实性区域无造影剂灌注。有报道认为,无造影剂灌注表示类实性区域缺乏血管活性,附壁的乳头状凸起亦可解释为与无定型物质的沉积有关。

(3) 卵巢良性肿瘤

1) 浆液性、黏液性囊腺瘤:肿块包膜最先灌注,囊壁呈环状、半环状均匀性增强,囊壁的内外缘勾画得较二维超声更为清晰、光整,厚薄一致,并呈持续性增强,囊内无造影剂灌注。包块内有分隔时,分隔呈现与囊壁同步或缓慢的增强,分隔完整,强度或高或低,厚薄均匀。囊壁有乳头状凸起或小结节时,呈现与囊壁及分隔基本同步、强度接近的增强模式。

超声造影显示乳头状结构有增强可视为特殊的肿瘤内分支、肿瘤末梢血管灌注和肿瘤生长的标志,但不能据此鉴别肿瘤的良恶性。

2) 成熟性畸胎瘤:囊壁灌注呈缓慢、不连续、节段性增强,内壁略毛糙,囊内脂肪组织、毛发等所形成的强回声及类实性中等回声区均无增强。另外成熟型畸胎瘤伴甲状腺成分或神经胶质成分时,内部实质区可见造影剂暗淡充盈,充盈晚于子宫肌层,消退早于子宫肌层。

3) 卵巢良性实性肿瘤:包括卵巢纤维瘤、卵泡膜细胞瘤等,超声造影显示瘤体内造影剂呈中低强度的均匀性增强,开始增强时间晚于子宫肌层,多呈周围向中央的向心性增强,消退则早于子宫肌层,并见包膜呈环状、半环状增强。瘤体内一般不出现异常的粗大血管。部分瘤体内部可见无造影剂灌注区。

时间 - 强度曲线定量分析：始增时间与宫体接近或晚于宫体，曲线上升支缓慢，峰值强度多低于子宫肌层，消退后呈持续低增强。

(4) 卵巢恶性肿瘤：常规超声多呈实性或囊实混合性。实性肿瘤形态不规则，边缘不整齐，内部回声不均匀，后方常有衰减；囊实性肿瘤的内部液性区域不规则，壁厚薄不均，分隔粗细不一，囊内可见不规则结节状、团块状实性组织。与其他恶性肿瘤一样，卵巢恶性肿瘤内部新生血管数量明显增多，分布不规则，分支紊乱，血管结构不完善，基底膜不完整，缺乏平滑肌层，存在大量动 - 静脉瘘。这些新生血管的异常改变构成了不同于良性肿瘤的微循环特征，为超声造影评价肿瘤的灌注模式提供了病理学依据。

1) 囊实性恶性肿瘤：增强早期，瘤体囊壁、分隔及实性部分呈快速高增强。开始增强时间早于宫体，峰值强度高，完全消退较晚，呈持续性增强。

2) 实性恶性肿瘤：瘤体快速高增强，开始增强时间早，消退较晚并呈持续性增强；瘤体内可见粗大血管进入，血管数量多，形态扭曲不规则，走向紊乱，造影剂多以瘤体内粗大血管为中心向周围灌注扩散，呈不均匀性增强；瘤体包膜不清，有坏死液化时，瘤体内可见不规则无灌注区。

时间 - 强度曲线定量分析：开始增强时间早，达峰时间短，峰值强度高，完全消退时间长，时间 - 强度曲线下面积大。其中，峰值强度和曲线下面积具有更高的诊断准确性，可作为较好的鉴别参数。时间 - 强度曲线的分析是客观的，重复性好，可以缩小观察者之间的差别。

3) 卵巢转移癌：卵巢转移癌超声造影表现具有多样性，但基本具备卵巢恶性肿瘤的增强特征。来源于胃肠道的卵巢转移癌常有如下表现：注入造影剂后肿瘤内部较大的供血动脉首先增强，而后向周边分支扩散，肿瘤灌注血管呈"树枝状"。伴盆壁转移时，癌肿浸润部位和增厚腹膜呈现恶性肿瘤的同样灌注特点。

（5）卵巢及卵巢肿瘤蒂扭转：完全扭转时，病灶区始终未见造影剂灌注；部分扭转时，病灶区实性部分或整个病灶可见造影剂灌注延迟，早期表现为不均匀性高增强，晚期呈低增强。超声造影实时显示扭转蒂的微循环状况，可帮助判断扭转的形成及扭转程度，为临床治疗方式的选择提供依据。

3. 盆腔炎症　盆腔炎症的不同阶段，超声检查呈现不同的表现。急性输卵管炎的声像图多无明显改变，或仅见输卵管增粗，盆腔少量积液，缺乏特异性，超声造影也多无异常表现。当病灶区充血水肿，大量浆液纤维渗出积聚，与周围组织粘连，形成炎性肿块、盆腔脓肿或输卵管积水积脓，超声检查表现为边界不清、内部回声杂乱的混合性包块，声像图上常难以与其他附件包块鉴别。超声造影时，盆腔脓肿增强早期脓肿囊壁及分隔呈现厚环状、粗条状高增强，脓液部分无造影剂灌注，呈蜂窝样无增强区，增强后期包块增强水平逐渐下降，包块内仍呈多房状无增强区，颇有特征，有助于与其他性质的包块鉴别，也为指导临床治疗、引导穿刺引流和疗效评估提供了影像学依据。

盆腔结核常规超声检查见盆腔内包块广泛粘连，病灶边界不清，超声造影多能显示包块内环形增强，形态似肠管断面，增强部位多为输卵管壁，因其内包含大量结核性肉芽肿而增强。炎性输卵管积水同样显示纺锤形、腊肠样或扭曲的管状无增强区，并显示增强的管壁回声。

4. 输卵管病变　有关输卵管病变的静脉超声造影临床研究和报道较少。输卵管妊娠时，二维超声可见一侧附件区妊娠囊样结构或强回声团，超声造影呈厚环状均匀增强，有一定特征。周围形成不规则混合回声包块时，包块内多无造影剂灌注，提示血块包绕。

输卵管通畅性检查详见本章第一节。

5. 介入诊疗中的应用　超声造影引导下进行穿刺活检，

能准确确定穿刺取材的部位,保证取材的满意度。穿刺时,将造影增强区域确定为靶点,在该区域取材,取得有活性组织的比例明显提高,从而提高妇科肿瘤的诊断准确性,同时减少穿刺次数,减少了术后并发症。

子宫肌瘤、腺肌病局部消融治疗中,超声造影能够实时显示病变区的微循环状况,在术前、术中及术后发挥重要作用。术前,超声造影可清晰显示肌瘤的部位、大小,以及与子宫内膜的关系,指导制订消融治疗方案;术中及术后,可准确识别已处于无血供状态的变性坏死组织,指导对残留区域的再次消融,治疗后随访有助于观察病灶的缩小和转归。

六、局限性

超声造影显示子宫、卵巢及肿瘤组织血流灌注特征,为疾病的诊断和鉴别提供重要信息,增加医生的诊断信心和诊断准确率。但依据目前的临床研究结果,还不能肯定超声造影在多数妇科病变中具有特异性征象,常规超声仍是首选的检查方法,超声造影可作为进一步检查的手段。在卵巢良恶性肿瘤鉴别方面,超声造影呈现出明显不同的增强模式,当囊性肿块存在乳头状凸起时,超声造影会增加假阳性结果,故认为不能作为鉴别良性和交界性/恶性诊断标准。有关输卵管病变的静脉超声造影临床研究和报道较少,还需大样本多中心研究进一步证实。由于安全性未知,超声造影检查不推荐在正常产科中应用。本指南建议超声造影的应用不能脱离二维超声和彩色多普勒检查,不能脱离临床症状体征,综合分析将会提高超声对妇科疾病的诊断准确性。

七、报告内容及要求

1. 常规超声描述　病灶的位置、大小、形态、边界、内部回声、血流情况及频谱多普勒形态和测量值等。

2. 造影部分

(1)造影所采用的扫查途径:经腹部、经阴道超声扫查。

（2）造影剂注射方式（团注或滴注）、次数及使用剂量。

（3）目标病灶的造影表现：主要包括病灶有无增强、增强时间、强度水平、造影剂分布特征及随时间推移的变化情况。

（4）超声造影诊断提示。

第二十三章　经非血管腔道超声造影

一、适应证

1. 排泄性超声尿路造影　详见第十九章。

2. 引流管显像　显示非金属引流管；判断引流管是否在目标腔道内。

3. 胆道腔内造影　显示胆道解剖形态，了解胆道解剖变异；判断胆道梗阻部位及梗阻程度；协助肝门部胆管癌的分型诊断；协助胆道疾病良恶性鉴别诊断；诊断胆瘘。

4. 输卵管通畅性评价　详见第二十二章。

5. 瘘及窦道的检出　可检出多种病理性瘘及窦道，如腹壁 - 腹腔瘘、肠瘘、直肠 - 阴道瘘、肛瘘（包括简单及复杂肛瘘，了解肛瘘内口位置、瘘管数量及其形状、走行；有无可疑支管及脓肿）。

6. 肝性胸水的诊断。

7. 了解生理性及病理性体腔大小及形态；相互间或与其他脏器或结构是否相通。

8. 唾液腺导管阻塞的诊断。

二、检查前准备

1. 了解受检者临床资料（病史、实验室和其他影像学检查），明确检查目的。

2. 超声造影剂原液制备　参见造影剂说明书。

3. 建立造影剂注射通道　引流管显像经引流管进行注射;胆道腔内造影经 PTCD 管注射;外瘘或窦道显像经体外瘘口端或窦道口直接注射;内瘘及生理性或病理性体腔显像经体腔内引流管注射;肝性胸水诊断经腹腔引流管注入;唾液腺导管显像经置入的细外周静脉管注射。

三、检查方法

1. 常规超声检查　获得基础病变、目标腔道及引流管的基础信息。其中肛瘘可采用低频与高频、腔内探头结合,经体表或经直肠,自肛周、会阴部或直肠内观察目标区内软组织层管状结构、局灶性低回声或无回声区,特别是沿着皮肤、黏膜的外口追踪观察。

2. 造影剂、造影成像模式及造影条件设置

(1) 造影剂浓度:经腔道超声造影因造影剂不经过体循环,为避免局部造影剂浓度过高导致后方回声衰减及信号外溢,需要进行稀释后再使用。文献报道的稀释浓度为 1/5000~1/10,可因检查目的、成像方式、病变情况、干扰因素、仪器敏感性等不同而异。浓度太高可造成明显信号外溢及衰减,影响对腔道内病变的显像;太低的浓度可造成敏感性下降,遗漏病灶。如胆道腔内造影,造影剂浓度以 1/500~1/100 较合适,即 1~2 滴造影剂加入至 10~50ml 生理盐水中;肛瘘造影按照 1/100~1/40 的比例较为合适。对于三维胆道腔道超声造影成像可采用较高的浓度,通过后处理提高阈值去除外溢信号。

(2) 造影剂剂量:可根据每个病例的实际情况而定。一般情况下,对于腔道远端通畅或有交通者,需要加大造影剂剂量,才能使目标腔道充盈显像;而对于腔道远端梗阻者,则要控制剂量,避免腔内压力过大;对于单纯引流管显像,数毫升造影剂就能达到较好效果。

(3) 造影成像模式:经腔道超声造影的成像模式包括二维、三维等。实时二维经腔道超声造影是常规的成像方式,适

合大部分的病例,其图像质量高,能够动态连续多角度扫查,但对于某些复杂的解剖结构,或者折叠/重叠的结构,难以显示其立体空间关系,此时可采用三维成像或动态三维成像(四维)方式,作为二维成像的补充。造影显示一般采用基波与谐波混合模式或者双幅对照模式,混合模式有利于观察目标腔道内造影剂分布与周围脏器解剖结构的关系。

(4)进入造影检查模式,采用低机械指数实时造影模式,调节造影成像条件。

3. 实施经腔道造影　先团注 1~2ml 稀释的造影剂显示引流管,了解引流管管尖及管体的位置,再根据需要持续或间歇推注造影剂,使目标腔道完全充盈,并观察造影剂分布情况及其与周围脏器解剖结构的关系。若同时需要进行二维、三维超声造影检查,建议先行三维成像,后行二维成像。由于经腔道造影显像时间较经血管造影长,故如需联合经静脉超声造影检查,建议先行经静脉超声造影检查,等待血池内造影剂基本清除后,再行经腔道超声造影检查,以节省检查时间,必要时也可以同时进行。

排泄性超声尿路造影详见"膀胱超声造影临床应用指南"章节。

经腔道超声造影检查,尤其二维造影检查,是在常规超声检查基础上追踪造影剂经管道或腔道走行及其分布,操作方法及分析判断相对简单。

四、观察内容

根据不同检查目的进行针对性观察。

1. 排泄性超声尿路造影　详见第十九章。

2. 引流管显像　观察引流管内造影剂是否显示、管端及管体位置,及其与周围解剖结构的关系;是否脱离了引流目标。

3. 胆道腔内造影　观察左右肝内胆管及肝外胆管、十二指肠内是否有造影剂显示,判断有无胆道梗阻,以及梗阻部位和程度;观察肝内胆管分支走行及形态,了解是否有胆管变异;观察胆道内造影剂充盈情况,了解胆管腔内有无占位性病变;观察梗阻端形态,协助鉴别病变的良恶性;观察胆管内造影剂与腹腔及其他脏器有无异常相通,判断有无胆瘘。

4. 输卵管通畅性评价　详见第二十二章。

5. 瘘及窦道的检出　通过引流管或体表窦道注射造影剂后,观察造影剂在体内积聚、流动及分布情况,重点观察造影剂有无从体表或一个腔道经异常通道进入另一个腔道,以判断是否有瘘管或窦道存在,并进行定位。对于肛瘘,需观察瘘管数目及走行,是否有支管;观察内瘘口位置、个数,结合内瘘口位置和瘘管数量,确定简单和复杂型肛瘘,并以肛门外括约肌深部为标志,区别低位和高位型肛瘘;观察有无继发性病变如脓肿等。

6. 肝性胸水　对于肝硬化患者,经腹腔引流管注入稀释造影剂后,观察胸腔有无造影剂显像,判断有无肝性胸水。

7. 其他　观察生理性及病理性体腔造影剂充盈范围及其形态;了解体腔之间或与其他脏器或结构间是否相通。观察唾液腺导管造影剂充盈情况,判断有无阻塞。

五、临床应用

1. 排泄性超声尿路造影　详见第十九章。

2. 引流管显像　常规超声较难显示非金属引流管的全程,特别是引流管头端的位置。而经腔道超声造影能准确、迅速地显示引流管全程,特别是管端的位置,结合基波图像,还可以准确判断引流管是否在目标腔道内。当引流管在位时,可见引流管管端位于目标液区内,同时造影剂在液区内积聚;当引流管脱管时,引流管管端脱离原目标腔道,且无造影剂填充。有报道显示,经腔道超声造影对于 PTCD 引流管的显示率可达 100%,明显高于常规超声(53.8%),差别有统计学意义。经引流管进行腔道超声造影可采用基波与谐波混合显示模式,在常规超声基础上实时追踪造影剂经引流管走行及其分布,操作方法及分析判断相对简单、容易,准确性较高。另外,对于引流管移位但未完全脱管者,还可以在经腔道超声造影的引导下重新调整至正确位置。

3. 评价输卵管通畅性 详见第二十二章。

4. 胆道腔内造影 胆道系统是适合应用经腔道超声造影的重要领域之一,不仅具有无辐射、简便、安全性高的优势,而且可以在床边及术中进行,可作为常规 X 线胆道造影的重要补充。有学者报道,在活体肝移植供体开腹手术中,行三维胆道腔内超声造影检查,可以显示正常肝内胆管树(包括肝内胆管第1~5级分支)的立体结构,诊断胆管变异的准确性较高。

经腔道超声造影对于判断胆道梗阻部位及程度具有重要价值,一方面能够根据造影剂在左右肝内胆管、肝外胆道、十二指肠内的分布和显示,判断胆道梗阻的部位或水平,例如从右后叶置管的 PTCD 注射造影剂后,除显示右肝前后叶胆管外,左肝内胆管也显示,而肝外胆管不显示,说明梗阻部位位于肝门部;另一方面,可以通过造影剂能否通过梗阻部位,判断完全性或者不完全性梗阻,弥补常规超声难以判断胆道梗阻程度的不足。经 PTCD 进行胆道腔内超声造影还有助于了解 PTCD 引流区域,估计引流效果,指导是否需要进一步置管以达到充分引流的目的,从而减少对 X 线胆道造影的依赖,减少对医生和患者的放射性辐射。

在胆道疾病诊断方面,经胆道腔内超声造影通过显示左右肝管、肝总管内造影剂的分布,显示胆管梗阻部位及程度,有利于协助肝门部胆管癌的分型诊断;通过定位梗阻部位,显示梗阻端胆管截断、狭窄或充盈缺损的形态,结合常规超声及经静脉超声造影检查,还可以协助梗阻病变良恶性的鉴别诊断。此外,经腔道超声造影观察胆道内造影剂异常流向,如肝周间隙、腹腔内或肠道内也有造影剂显像,再结合临床病史,可准确判断胆瘘。

5. 瘘及窦道的检出 常规超声对于多种病理性瘘特别是内瘘诊断能力有限。采用经腔道超声造影,通过引流管或体表窦道注射造影剂,可以显示体表与体腔内或体内不同腔隙之间的异常交通情况,达到 X 线瘘道造影的效果,而且具有无辐射、可重复多次检查、对于重症患者可在床边进行检查等优势。已有文献报道,采用经腔道超声造影可检出胆瘘、尿瘘、肠瘘、肛瘘、直肠 - 阴道瘘、膀胱 - 肠道瘘等多种病理性瘘。

利用非血管腔道超声造影检出肛瘘的文献报道逐渐增多。肛瘘是临床常见病,一些复杂形式的肛瘘对患者的日常生活影响大,临床诊断及治疗存在一定困难。采用经瘘管的超声造影可以明确内瘘口位置、瘘管形状及数量,判定肛瘘的类型。对于简单肛瘘,超声造影可显示高增强的瘘管,走行平直、边界清晰,能较准确确定内瘘口位置;对于复杂肛瘘,超声造影显示高增强的瘘管走行弯曲,可呈 S 形、"马蹄形",或多条瘘管呈"八爪鱼"状。还可结合中华医学对肛瘘的临床分型,以肛门外括约肌深部为分界进行超声分型:①低位型:包括低位简单肛瘘和低位复杂肛瘘,前者是指一个内口和一条瘘管,内口位于肛窦或隐窝处,唯一的瘘管走向肛门外括约肌深部;后者为 2 条或 2 条以上瘘管,但瘘管走向未超过外括约肌深部。②高位型:包括高位简单肛瘘和高位复杂肛瘘,前者内口在肛窦或隐窝处,单条瘘管向肛门外括约肌深部走行,并达上方,可累及耻骨直肠肌和肛提肌;后者为多于一条瘘管的高位肛瘘。

此外,经非血管腔道超声造影结合常规超声显示瘘道与周围脏器及软组织关系,还能指导进一步穿刺引流等治疗,具有诊疗一体化的潜在应用价值。

6. 其他 除了上述领域外,经腔道超声造影在其他多个方面也具有应用价值。原则上,任何适合常规超声探查的生理或病理性腔道,以及评估其形态及其与邻近结构或脏器有无潜在的交通,均可采用经腔道超声造影。经腔道超声造影可了解胰腺假性囊肿、胰腺炎胰周多发局限性积液间、腹腔内多发包裹性积液间是否有交通;判断有分隔的脓肿腔之间有无交通;更准确了解积液的范围,为患者拔管或进一步置管提供依据。

对于肝硬化患者,当怀疑肝性胸水时,也可经腹腔引流管注入超声造影剂,观察胸腔有无造影剂显示,判断有无肝性胸水。此外,经腔道超声造影在其他方面的应用还有少量文献报道,包括唾液腺导管梗阻、输精管梗阻、胃肠道狭窄、胃食管反流等。从理论上而言,对于常规 X 线造影可应用的领域,经腔道超声造影大部分均适用,而且还能克服常规 X 线造影的辐射性、软组织分辨率不高等缺点,更适合多次重复检查及危重患者床边检查。

六、安全性

经腔道超声造影是经非血管注射造影剂,且造影剂浓度低,故安全性高,尚无相关不良反应的报道。

七、局限性

对于三维或四维经腔道超声造影检查,由于操作方法相对较复杂,对检查仪器要求高,需要操作者有一定经验,故操作者的培训是必要的。

对于判断复杂型肛瘘,单一检查方法可能存在漏诊、误诊,故建议采用不同类型、频率的超声探头,并结合常规超声及超声造影表现进行综合分析。对于内瘘口位置高且走行弯曲的瘘管,可以采用低频探头;而对于内口位置低且走行浅的瘘管,可采用高频探头进行检查;对于临床疑诊直肠 - 阴道瘘者,可采用经直肠超声检查,或经直肠实时三维超声或三维超声造影检查,观察瘘管两端内瘘口分别与直肠和阴道壁的关系,以提高诊断准确性。经外口推注造影剂的数量和压力应适当,如推注量过少、压力低时,增强效果差,可出现假阴性或误认为肛瘘恢复期瘢痕形成。

八、报告内容及要求

非血管经腔道超声造影检查报告的内容,除患者基本信息外,首先应包括常规超声所见。经腔道超声造影报告内容包括:造影剂浓度、剂量、注射途径,引流管包括管端及管体的显示、位置及走行;引流管端与目标腔道的位置关系;肝内外不同胆管的显示,胆管分布、走行、形态、管腔内有无充盈缺损,如存在胆道梗阻,应描写梗阻的部位及程度;腔道或体腔内造影剂的流向、分布、形态及充盈情况,不同腔道间有无交通。如检测病理性瘘或窦道,应描述体表与体腔内或不同腔隙之间有无异常交通并进行定位。对于肛瘘,应描述瘘管的位置、走行和形态,以及内瘘口的位置、数量,确定肛瘘类型。

参考文献

1. 中国多中心研究资料:提高超声造影诊断水平和规范化应用的研究.(公益性行业科研专项经费资助项目,2008,02-10).

2. Albrecht T,Blomley M,Bolondi L,,et al. Guidelines for the use of contrast agents in ultrasound-January 2004. Ultraschall in Med,2004,25(4):249-256.

3. 周永昌,郭万学. 超声医学. 第5版. 北京:科学技术文献出版社,2006.

4. Cosgrove D,Harvey C. Clinical uses of microbubbles in diagnosis and treatment. Med Biol Eng Comput,2009,47(8):813-826.

5. Yanagisawa K,Moriyasu F,Miyahara T,et al. Phagocytosis of ultrasound contrast agent microbubbles by Kupffer cells. Ultrasound Med Biol,2007,33(2):318-325.

6. Wilson SR,Kim TK,Jang HJ,et al. Enhancement patterns of focal liver masses:discordance between contrast-enhanced sonography and contrast-enhanced CT and MRI. Am J Roentgenol,2007,189(1):W7-W12.

7. Korenaga K,Korenaga M,Furukawa M,et al. Usefulness of Sonazoid contrast-enhanced ultrasonography for hepatocellular carcinoma:comparison with pathological diagnosis and superparamagnetic iron oxide magnetic resonance images. J Gastroenterol,2009,44(7):733-741.

8. Dietrich CF,Ignee A,Hocke M,et al. Pitfalls and artifacts using contrast enhanced ultrasound. Z Gastroenterol,2011,49(3):350-356.

9. Bernatik T,Seitz K,Blank W,et al. Unclear focal liver lesions in contrast-enhanced ultrasonography-lessons to be learned from the DEGUM multicenter study for the characterization of liver tumors. Ultraschall Med,2010,31(6):577-581.

10. Trillaud H,Bruel JM,Valette PJ,et al. Characterization of focal liver lesions with SonoVue-enhanced sonography:international multicenter study in comparison to CT and MRI. World J Gastroenterol,2009,15(30):3748-3756.

11. Li R,Guo Y,Hua X,et al. Characterization of focal liver lesions:

comparison of real-time pulse-inversion harmonic contrast-enhanced ultrasonography with contrast-enhanced CT. Journal of Clinical Ultrasound, 2007, 35(3): 109-117.

12. Wang WP, Wu Y, LuoY, et al. Clinical value of contrast-enhanced ultrasonography in the characterization of focal liver lesions: a prospective multicenter trial. Hepatobiliary pancreatic Dis Int, 2009, 8(4): 370-376.

13. 于晓玲, 梁萍, 唐杰, 等. 实时超声造影技术诊断肝脏微小局灶性病变的价值. 中国医学影像学杂志, 2007, 15(3): 161-164.

14. 夏宇, 姜玉新, 戴晴, 等. 超声造影对肝局灶性病变的诊断价值: 与增强 CT 对比研究. 中华超声影像学杂志, 2008, 17(7): 576-580.

15. Dietrich CF, Mertens JC, Braden B, et al. Contrast-enhanced ultrasound of histologically proven liver hemangiomas. Hepatology, 2007, 45(5): 1139-1145.

16. Dietrich CF, Schuessler G, Trojan J, et al. Differentiation of focal nodular hyperplasia and hepatocellular adenoma by contrast-enhanced ultrasound. Br J Radiol, 2005, 78(932): 704-707.

17. Bartolotta T.V, Taibbi A, Matranga D, et al. Hepatic focal nodular hyperplasia: contrastenhanced ultrasound findings with emphasis on lesion size, depth and liver echogenicity. EurRadiol, 2010, 20(9): 2248-2256.

18. Wang W, Chen LD, Lu MD, et al. Contrast-enhanced ultrasound features of histologically proven focal nodular hyperplasia: diagnostic performance compared with contrast-enhanced CT. Eur Radiol, 2013, 23(9): 2546-2554.

19. Hirche TO, Ignee A, Hirche H, et al. Evaluation of hepatic steatosis by ultrasound in patients with chronic hepatitis C virus infection. Liver Int, 2007, 27(6): 748-757.

20. Catalano O, Sandomenico F, Raso MM, et al. Low mechanical index contrast-enhanced sonographic findings of pyogenic hepatic abscesses. Am J Roentgenol, 2004, 182(2): 447-450.

21. Cao BS, Li XL, Li N, et al. The nodular form of hepatic tuberculosis: contrast-enhanced ultrasonographic findings with pathologic correlation. J Ultrasound Med, 2010, 29(6): 881-888.

22. Lin MX, Xu HX, Lu MD, et al. Diagnostic performance of contrast-enhanced ultrasound for complex cystic focal liver lesions: blinded reader study. Eur Radiol, 2009, 19(2): 358-369.

23. 李锐,郭燕丽,何芸,等.肝良性占位病变低机械指数反向脉冲谐波实时超声造影研究.中华超声影像学杂志,2006,15(5):357-360.

24. 李锐,张晓航,钟华,等.肝血管平滑肌脂肪瘤的超声造影与增强螺旋CT对比研究.中华超声影像学杂志,2010,19(6):485-488.

25. Li R,Zhang X,Hua X,et al. Real-time contrast-enhanced ultrasonography of resected and immunohistochemically proven hepatic angiomyolipomas. Abdominal Imaging,2010,35(6):676-682.

26. Li R,Tang CL,Zhang Y,et al. Diagnosis of Hepatic Angiomyolipoma by Combination of Baseline and Contrast-Enhanced Ultrasound—A Prospective Study in Non-Cirrhotic Patients. PLoS One,2015,10(7):e0132290.

27. Ignee A,Piscaglia F,Ott M,et al. A benign tumour of the liver mimicking malignant liver disease-cholangiocellular adenoma. Scand J Gastroenterol,2009,44(5):633-636.

28. Dietrich CF,Kratzer W,Strobe D,et al. Assessment of metastatic liver disease in patients with primary extrahepatic tumors by contrast-enhanced sonography versus CT and MRI. World J Gastroenterol,2006,12(11):1699-1705.

29. 李锐,华兴,张萍,等.转移性肝癌动脉相增强的实时超声造影与增强螺旋CT比较研究.中国超声医学杂志,2007,23(8):602-604.

30. Foschi FG,Dall'Aglio AC,Marano G,et al. Role of contrast-enhanced ultrasonography in primary hepatic lymphoma. J Ultrasound Med,2010,29(9):1353-1356.

31. Bruix J,Sherman M. Management of hepatocellular carcinoma:an update. Hepatology,2011,53(3):1020-1022.

32. Forner A,Vilana R,Ayuso C,et al. Diagnosis of hepatic nodules 20mm or smaller in cirrhosis:Prospective validation of the noninvasive diagnostic criteria for hepatocellular carcinoma. Hepatology,2008,47(1):97-104.

33. 经翔,刘艳丽,张翔,等.超声造影与增强螺旋CT诊断肝硬化背景下≤2cm结节样病灶的比较研究.中华超声影像学杂志,2010,19(1):16-20.

34. 李锐,张晓航,张萍,等.低机械指数超声造影与增强螺旋CT诊断≤2cm肝细胞癌的比较研究.中华超声影像学杂志,2007,16(11):963-965.

35. 徐辉雄,吕明德,谢晓燕,等.实时超声造影对不超过2cm肝细胞癌定性诊断的临床研究.中国超声医学杂志,2010,26(17):532-534.

36. 李锐,张晓航,张萍,等.低机械指数实时超声造影对增强 CT 漏诊肝细胞癌的诊断价值.中华消化外科杂志,2007,6(5):327-329.

37. 华兴,李锐,张萍,等.实时超声造影定量分析鉴别原发性肝细胞癌与肝硬化结节.中华消化外科杂志,2007,6(5):333-336.

38. 吴薇,陈敏华,严昆,等.超声造影在肝硬化增生结节病变中的应用.中华超声影像学杂志,2010,19(9):776-779.

39. Jang HJ,Kim TK,Burns PN,et al. Enhancement patterns of hepatocellular carcinoma at contrast-enhanced US:comparison with histologic differentiation. Radiology,2007,244(3):898-906.

40. Boozari B,Soudah B,Rifai K,et al. Grading of hypervascular hepatocellular carcinoma using late phase of contrast enhanced sonography-a prospective study. Dig Liver Dis,2011,43(6):484-490.

41. Vilana R,Forner A,Bianchi L,et al. Intrahepatic peripheral cholangio-carcinoma in cirrhosis patients may display a vascular pattern similar to hepatocellular carcinoma on contrast-enhanced ultrasound. Hepatology,2010,51(6):2020-2029.

42. Chen LD,Xu HX,Xie XY,et al. Intrahepatic cholangiocarcinoma and hepatocellular carcinoma:differential diagnosis with contrast-enhanced ultrasound. EurRadiol,2010,20(3):743-753.

43. Xu HX,Liu MD,Liu GJ,et al. Imaging of peripheral cholangiocarcinoma with low mechanical index contrast-enhanced sonography and SonoVue:intial experience. J Ultrasound Med,2006,25(1):23-33.

44. Li R,Zhang X,Ma KS,et al. Dynamic Enhancing Vascular Pattern of Intrahepatic Peripheral Cholangiocarcinoma on Contrast-Enhanced Ultrasound:the Influence of Chronic Hepatitis and Cirrhosis. Abdominal Imaging,2013,38(1):112-119.

45. Li R,Yuan MX,Ma KS,et al. Detailed Analysis of Temporal Features on Contrast Enhanced Ultrasound May Help Differentiate Intrahepatic Cholangiocarcinoma from Hepatocellular Carcinoma in Cirrhosis. Plos One,2014,9(5):e98612.

46. Yuan MX,Li R,Zhang XH,et al. Factors affecting enhancement patterns of intrahepatic cholangiocarcinoma on contrast-enhanced ultrasound and their pathological correlations. Ultrachall Med,2016,37(6):609-618.

47. Li R,Yang D,Tang CL,et al. Combined hepatocellular carcinoma and cholangiocarcinoma(biphenotypic)tumors:clinical characteristics, imaging features of contrast-enhanced ultrasound and computed

tomography. BMC Cancer,2016,16:158.

48. Kudo M,Matsui O,Izumi N,et al. Surveillance and Diagnostic Algorithm for Hepatocellular Carcinoma Proposed by the Liver Cancer Study Group of Japan:2014 Update. Oncology,2014,87(Suppl 1):7-21.

49. Kudo M,Hatanaka K,Maekawa K. Newly developed novel ultrasound technique,defect reperfusion ultrasound imaging,using sonazoid in the management of hepatocellular carcinoma. Oncology,2010,78(Suppl 1): 40-45.

50. Piscaglia F,Gianstefani A,Ravaioli M,et al. Criteria for diagnosing benign portal vein thrombosis in the assessment of patients with cirrhosis and hepatocellular carcinoma for liver transplantation. Liver Transpl, 2010,16(5):658-667.

51. Sorrentino P,D'Angelo S,Tarantino L,et al. Contrast-enhanced sonography versus biopsy for the differential diagnosis of thrombosis in hepatocellular carcinoma patients. World J Gastroenterol,2009,15(18): 2245-2251.

52. Wu W,Chen MH,Yin SS,et al. The role of contrast-enhanced sonography of focal liver lesions before percutaneous biopsy.Am J   Roentgenol, 2006,187(3):752-761.

53. Larsen LP,Rosenkilde M,Christensen H,et al. The value of contrast enhanced ultrasonography in detection of liver metastases from colorectal cancer:a prospective double-blinded study. Eur J Radiol,2007,62(2): 302-307.

54. Konopke R,Bunk A,Kersting S. Contrast-enhanced ultrasonography in patients with colorectal liver metastases after chemotherapy. Ultraschall Med,2008,29(Suppl 4):S203-S209.

55. Leen E,Ceccotti P,Moug SJ,et al. Potential value of contrast-enhanced intraoperative ultrasonography during partial hepatectomy for metastases: an essential investigation before resection?   Ann Surg,2006,243(2): 236-240.

56. Torzilli G,Del Fabbro D,Palmisano A,et al. Contrast-enhanced intraoperative ultrasonography during hepatectomies for colorectal cancer liver metastases. J Gastrointest Surg,2005,9(8):1148-1153.

57. Nakano H,Ishida Y,Hatakeyama T,et al. Contrast-enhanced intraoperative ultrasonography equipped with late Kupffer-phase image obtained by sonazoid in patients with colorectal liver metastases. World J

Gastroenterol, 2008, 14(20): 3207-3211.

58. Chen MH, Yang W, Yan K, et al. The role of contrast-enhanced ultrasound in planning treatment protocols for hepatocellular carcinoma before radiofrequency ablation. Clin Radiol, 2007, 62(8): 752-760.

59. Minami Y, Kudo M, Chung H, et al. Contrast harmonic sonography-guided radiofrequency ablation therapy versus B-mode sonography in hepatocellular carcinoma: prospective randomized controlled trial. Am J Roentgenol, 2007, 188(2): 489-494.

60. Choi D, Lim HK, Lee WJ, et al. Early assessment of the therapeutic response to radio frequency ablation for hepatocellular carcinoma: utility of gray scale harmonic ultrasonography with a microbubble contrast agent. J Ultrasound Med, 2003, 22(11): 1163-1172.

61. Chen MH, Yang W, Yan K, et al. Large liver tumors: protocol for radiofrequency ablation and its clinical application in 110 patients-mathematic model, overlapping mode, and electrode placement process. Radiology, 2004, 232(1): 260-271.

62. 谢晓燕, 徐作峰, 匡铭, 等. 超声造影在肝癌消融治疗中的作用. 中华肝胆外科杂志, 2008, 14(12): 836-839.

63. 严昆, 陈敏华, 张秀梅, 等. 超声造影指导射频消融治疗小肝癌的应用价值. 中华超声影像学杂志, 2011, 20(11): 18-21.

64. Sidhu PS, Shaw AS, Ellis SM, et al. Microbubble ultrasound contrast in the assessment of hepatic artery patency following liver transplantation: role in reducing frequency of hepatic artery arteriography. Eur Radiol, 2004, 14(1): 21-30.

65. Zheng RQ, Mao R, Ren J, et al. Contrast-enhanced ultrasound for the evaluation of hepatic artery stenosis after liver transplantation: potential role in changing the clinical algorithm. Liver Transpl, 2010, 16(6): 729-735.

66. Zheng RQ, Chen GH, Xu EJ, et al. Evaluating biliary anatomy and variations in living liver donors by a new technique: three-dimensional contrast-enhanced ultrasonic cholangiography. Ultrasound Med Biol, 2010, 36(8): 1282-1287.

67. Dietrich CF, Averkioui MA, Correas JM, et al. An EFSUMB introduction into dynamic contrast-enhanced ultrasound (DCE-US) for quantification of tumour perfusion. Ultraschall in Med, 2012, 33(4): 344-351.

68. Ren J, Lu MD, Zheng RQ, et al. Evaluation of Microcirculatory

Disturbance of Biliary Ischemia after Liver Transplantation with Contrast-enhanced Ultrasound:Preliminary Experience. Liver Transpl,2009,15 (12):1703-1708.

69. Lassau N,Koscielny S,Chami L,et al. Advanced Hepatocellular Carcinoma:Early Evaluation of Response to Bevacizumab Therapy at Dynamic Contrast-enhanced US with Quantification-Preliminary Results. Radiology,2011,258(1):291-300.

70. Frampasa E,Lassau N,Zappa M,et al. Advanced Hepatocellular Carcinoma:Early evaluation of response to targeted therapy and prognostic value of Perfusion CT and Dynamic Contrast Enhanced-Ultrasound. Preliminary results. European Journal of Radiology,2013:82 (5):e205- e211.

71. Sugimoto K,Moriyasu F,Saito K,et al. Hepatocellular carcinoma treated with sorafenib:early detection of treatment response and major adverse events by contrast-enhanced US. Liver Int,2013,33(4):605-615.

72. Claudon M,Dietrich CF,Choi BI,et al. Guidelines and good clinical practice recommendations for contrast enhanced ultrasound(CEUS) in the liver-update 2012:a WFUMB-EFSUMB initiative in cooperation with representatives of AFSUMB,AIUM,ASUM,FLAUS and ICUS. Ultraschall Med,2013,34(1):11-29.

73. Adamietz B,Wenkel E,Uder M,et al. Contrast enhanced sonography of the gallbladder:a tool in the diagnosis of cholecystitis? Eur J Radiol, 2007,61(2):262-266.

74. Andreano A,Laeseke P,Lava M,et al. Asymptomatic metastatic melanoma of the gallbladder diagnosed with contrast-enhanced ultrasonography. J Ultrasound Med,2010,29(7):1133-1137.

75. Claudon M,Cosgrove D,Albrecht T,et al. Guidelines and good clinical practice recommendations for contrast enhanced ultrasound(CEUS)— update 2008. Ultraschall Med,2008,29(1):28-44.

76. Fei X,Lu WP,Luo YK,et al. Contrast-enhanced ultrasound may distinguish gallbladder adenoma from cholesterol polyps:a prospective case-control study. Abdom Imaging,2015,40(7):2355-2363.

77. Hirooka Y,Naitoh Y,Goto H,et al. Usefulness of contrast-enhanced endoscopic ultrasonography with intravenous injection of sonicated serum albumin. Gastrointest Endosc,1997,46(2):166-169.

78. Inoue T,Kitano M,Kudo M,et al. Diagnosis of gallbladder diseases by

contrast-enhanced phase-inversion harmonic ultrasonography. Ultrasound Med Biol, 2007, 33 (3): 353-361.

79. Inui K, Yoshino J, Miyoshi H. Diagnosis of gallbladder tumors. Internal Medicine, 2011, 50 (11): 1133-1136.

80. Kawamura H, Abe Y, Hasuo K, et al. Diagnosis of hemorrhage from the gallbladder with the use of contrast-enhanced sonography. J Ultrasound Med, 2005, 24 (11): 1583-1586.

81. Kim KA, Park CM, Park SW, et al. Contrast-enhanced power Doppler US: is it useful in the differentiation of gallbladder disease? Clin Imaging, 2002, 26 (5): 319-324.

82. Kumagai Y, Kotanagi H, Ishida H, et al. Gallbladder adenoma: report of a case with emphasis on contrast-enhanced US findings. Abdom Imaging, 2006, 31 (4): 449-452.

83. Meacock LM, Sellars ME, Sidhu PS. Evaluation of gallbladder and biliary duct disease using microbubble contrast-enhanced ultrasound. Br J Radiol, 2010, 83 (991): 615-627.

84. Nagakawa T, Koito K, Fujinaga A, et al. Clinical assessment of contrast-enhanced ultrasonography for the diagnosis of gall bladder diseases. Nippon Rinsho, 1998, 56 (4): 1013-1017.

85. Numata K, Oka H, Morimoto M, et al. Differential diagnosis of gallbladder diseases with contrast-enhanced harmonic gray scale ultrasonography. J Ultrasound Med, 2007, 26 (6): 763-774.

86. Thorelius L. Contrast-enhanced ultrasound for extrahepatic lesions: preliminary experience. Eur J Radiol, 2004, 51 (Suppl 1): S31-S38.

87. Ueda J, Yoshida H, Arima Y, et al. A Case of Xanthogranulomatous Cholecystitis Preoperatively Diagnosed with Contrast-enhanced Ultrasonography. J Nippon Med Sch, 2011, 78 (3): 194-198.

88. Xie XH, Xu HX, Xie XY, et al. Differential diagnosis between benign and malignant gallbladder diseases with real-time contrast-enhanced ultrasound. Eur Radiol, 2010, 20 (1): 239-248.

89. Xu HX. Contrast-enhanced ultrasound in the biliary system: potential uses and indications. World J Radiol, 2009, 1 (1): 37-44.

90. Xu HX. Era of diagnostic and interventional ultrasound. World J Radiol, 2011, 3 (5): 141-146.

91. Zechner PM, Rienmüller S, Dorr K, et al. Contrast-enhanced ultrasound detects gallbladder perforation in a patient with acute abdominal pain.

Am J Emerg Med, 2011, 30: 516. e5-516. e6.

92. 白敏, 杜联芳, 陈惠莉, 等. 超声造影在原发性胆囊癌的应用探讨. 中国超声医学杂志, 2007, 23 (5): 366-368.

93. 唐少珊, 富崴, 黄丽萍, 等. 胆囊隆起性病变超声造影增强模式的探讨. 中国超声医学杂志, 2009, 25 (10): 974-976.

94. 唐少珊, 高金梅, 解丽梅, 等. 胆囊腺瘤性病变的超声造影表现分析. 中华超声影像学杂志, 2009, 18 (8): 688-690.

95. 唐少珊, 黄丽萍, 解丽梅, 等. 胆囊穿孔伴肝脓肿的超声造影表现. 中国医学影像技术杂志, 2011, 27 (4): 780-782.

96. 谢晓华, 徐辉雄, 谢晓燕, 等. 超声造影新技术对胆囊良恶性疾病的鉴别诊断价值. 中华肝胆外科杂志, 2009, 15 (9): 641-644.

97. 徐作峰, 谢晓燕, 吕明德, 等. 胆囊疾病的超声造影诊断研究. 中华超声影像学杂志, 2007, 16 (3): 236-238.

98. 袁海霞, 王文平, 丁红, 等. 实时超声造影对胆囊良恶性病变鉴别诊断的价值. 中华超声影像学杂志, 2007, 16 (5): 412-415.

99. 周琦, 姜珏, 刘百灵, 等. 超声造影在胆囊癌诊断中的应用价值. 中华超声影像学杂志, 2008, 17 (5): 416-418.

100. 周洋, 杜联芳, 姜露莹. 超声造影在诊断胆囊腺肌瘤病中的应用. 中国超声医学杂志, 2011, 27 (1): 26-29.

101. 费翔, 刘强, 吕发勤, 等. 超声造影在胆囊占位性病变鉴别诊断中的临床应用. 中华医学超声杂志(电子版), 2011, 8 (12): 2550-2557.

102. Cha BH, Hwang JH, Lee SH, et al. Preoperative factors that can predict neoplastic polypoid lesions of the gallbladder. World J Gastroenterol, 2011, 17 (17): 2216-2222.

103. Park KW, Kim SH, Choi SH, et al. Differentiation of nonneoplastic and neoplastic gallbladder polyp 1cm or bigger with multi-detector row computed tomography. J Comput Assist Tomogr, 2010, 34 (1): 135-139.

104. Konstantinidis IT, Bajpai S, Kambadakone AR, et al. Gallbladder lesions identified on ultrasound. Lessons from the last 10 years. J Gastrointest Surg, 2012, 16 (3): 549-553.

105. Park CH, Chung MJ, Oh TG, et al. Differential diagnosis between gallbladder adenomas and cholesterol polyps on contrast-enhanced harmonic endoscopic ultrasonography. Surg Endosc, 2013, 27 (4): 1414-1421.

106. Donald G, Sunjaya D, Donahue T, et al. Polyp on ultrasound: now what? The association between gallbladder polyps and cancer. Am Surg, 2013,

79(10):1005-1008.

107. Andrén-Sandberg A. Diagnosis and management of gallbladder polyps. N Am J Med Sci,2012,4(5):203-211.

108. Sarkut P,Kilicturgay S,Ozer A,et al. Gallbladder polyps:factors affecting surgical decision. World J Gastroenterol,2013,19(28):4526-4530.

109. Xie XY,Xu EJ,Xu HX,et al. Role of contrast-enhanced ultrasound in the differentiation of solid focal lesions of pancreas. Zhongguo Yi Xue Ke Xue Yuan Xue Bao,2008,30(1):35-39.

110. D'Onofrio M,Gallotti A,Principe F,et al. Contrast-enhanced ultrasound of the pancreas. World J Radiol,2010,2(3):97-102.

111. Sakamoto H,Kitano M,Komaki T,et al. Small invasive ductal carcinoma of the pancreas distinct from branch duct intraductal papillary mucinous neoplasm. World J Gastroenterol,2009,15(43):5489-5492.

112. Dorffel Y,Wermke W. Neuroendocrine tumors:characterization with contrast-enhanced ultrasonography. Ultraschall Med,2008,29(5):506-514.

113. Faccioli N,Crippa S,Bassi C,et al. Contrast-enhanced ultrasonography of the pancreas. Pancreatology,2009,9(5):560-566.

114. Rickes S,Monkemuller K,Malfertheiner P. Contrast-enhanced ultrasound in the diagnosis of pancreatic tumors. JOP,2006,7(6):584-592.

115. D'Onofrio M,Martone E,Malago R,et al. Contrast-enhanced ultrasonography of the pancreas. JOP,2007,8(Suppl 1):71-76.

116. D'Onofrio M,Malago R,Vecchiato F,et al. Contrast-enhanced ultrasonography of small solid pseudopapillary tumors of the pancreas: enhancement pattern and pathologic correlation of 2 cases. J Ultrasound Med,2005,24(6):849-854.

117. D'Onofrio M,Caffarri S,Zamboni G,et al. Contrast-enhanced ultrasonography in the characterization of pancreatic mucinous cystadenoma. J Ultrasound Med,2004,23(8):1125-1129.

118. Recaldini C,Carrafiello G,Bertolotti E,et al. Contrast-enhanced ultrasonograpic findings in pancreatic tumors. Int J Med Sci,2008,5(4):203-208.

119. Xu M,Xie XY,Liu GJ,et al. The application value of contrast-enhanced ultrasound in the differential diagnosis of pancreatic solid-cystic lesions.

Eur J Radiol,2011,81(7):1432-1437.

120. Fan Z,Yan K,Wang YY,et al. Application of Contrast-Enhanced Ultrasound in Cystic Pancreatic Lesions Using a Simplified Classification Diagnostic Criterion. Biomed Res Int,2015:974621.

121. Jiang L,Cui L,Wang J,et al. Solid pseudopapillary tumors of the pancreas:Findings from routine screening sonographic examination and the value of contrast-enhanced ultrasound. J Clin Ultrasound,2015,43(5):277-282.

122. Ardelean M,Sirli R,Sporea I,et al. The value of contrast-enhanced ultrasound in the characterization of vascular pattern of solid pancreatic lesions. Med Ultrason,2015,17(1):16-21.

123. 谢晓燕. 超声内镜和超声造影在胰腺局灶性病变诊断中的应用. 中华医学超声杂志(电子版),2011,8(7):1402-1407.

124. 谢晓燕,许尔蛟,徐辉雄,等. 超声造影表现在胰腺实性局灶性病变鉴别诊断中的意义. 中国医学科学院学报,2008,30(11):35-39.

125. 金赟杰,丁红,袁海霞,等. 超声造影对胰腺囊实性病变的诊断及临床价值. 中华医学超声杂志(电子版),2011,8(7):1408-1418.

126. 严昆,戴莹,王艳滨,等. 超声造影对胰腺占位病变的诊断应用价值. 中华超声影像学杂志,2006,15(5):361-364.

127. 吴春华,李凤华,方华,等. 超声造影在胰腺癌可切除性评估中的价值. 上海交通大学学报(医学版),2010,30(10):1217-1220.

128. 许尔蛟,谢晓燕. 超声造影在胰腺肿物鉴别诊断中的应用价值. 中华医学超声杂志(电子版),2006,13(5):303-305.

129. 于晓玲,梁萍,董宝玮,等. 超声造影诊断胰腺局灶性病变的诊断价值. 中国医学影像学杂志,2008,16(3):170-173.

130. 丁炎,陈俊,吴鹏西. 超声造影诊断胰腺实性假乳头状瘤1例. 中国医学影像技术,,2011,27(6):1311-1311.

131. 苏一巾,杜联芳,李凡,等. 实时超声造影技术在胰腺癌早期诊断中的应用. 中华临床医师杂志(电子版),2010,4(9):26-27.

132. 王丹,唐少珊,高金梅,等. 胰腺局灶性病变的超声造影表现及与微血管密度的相关性. 中国医学影像技术,2009,25(11):2069-2072.

133. 唐少珊,王丹,高金梅,等. 胰腺实性假乳头状瘤的超声及超声造影表现. 中国医学影像技术,2009,25(9):1635-1637.

134. 袁海霞,丁红,刘利民,等. 胰腺实质占位性病变的超声造影诊断价值. 上海医学影像,2010,19(2):102-104.

135. 中国医师协会超声医师分会. 产前超声和超声造影检查指南. 北

京:人民军医出版社,2013.

136. Bertolotto M,Quaia E,Zappetti R,et al. Differential diagnosis between splenic nodules and peritoneal metastases with contrast-enhanced ultrasound based on signal-intensity characteristics during the late phase. Radiol Med,2009,114(1):42-51.

137. Gorg C,Bert T. Second-generation sonographic contrast agent for differential diagnosis of perisplenic lesions. Am J Roentgenol,2006,186 (3):621-626.

138. Gorg C,Graef C,Bert T. Contrast-enhanced sonography for differential diagnosis of an inhomogeneous spleen of unknown cause in patients with pain in the left upper quadrant. J Ultrasound Med,2006,25(6):729-734.

139. Liu GJ,Lu MD,Xie XY,et al. Real-time contrast-enhanced ultrasound imaging of infected focal liver lesions. J Ultrasound Med,2008,27(4):657-666.

140. Chiavaroli R,Grima P,Tundo P. Characterization of nontraumatic focal splenic lesions using contrast-enhanced sonography. J Clin Ultrasound,2011,39(6):310-315.

141. Catalano O,Sandomenico F,Matarazzo I,et al. Contrast-enhanced sonography of the spleen. Am J Roentgenol,2005,184(4):1150-1156.

142. Gorg C,Faoro C,Bert T,et al. Contrast enhanced ultrasound of splenic lymphoma involvement. Eur J Radiol,2011,80(2):169-174.

143. Sutherland T,Temple F,Hennessy O,et al. Contrast-enhanced ultrasound features of primary splenic lymphoma. J Clin Ultrasound,2010,38(6):317-319.

144. Von Herbay A,Barreiros AP,Ignee A,et al. Contrast-enhanced ultrasonography with SonoVue:differentiation between benign and malignant lesions of the spleen. J Ultrasound Med,2009,28(4):421-434.

145. Stang A,Keles H,Hentschke S,et al. Differentiation of benign from malignant focalsplenic lesions using sulfur hexafluoride-filled microbubble contrast-enhanced pulse-inversion sonography. Am J Roentgenol,2009,193(3):709-721.

146. Tafuto S,Catalano O,Barba G,et al. Real-time contrast-enhanced specific ultrasound in staging and follow-up of splenic lymphomas. Front Biosci,2006,11:2224-2229.

147. Neesse A, Huth J, Kunsch S, et al. Contrast-enhanced ultrasound pattern of splenic metastases-a retrospective study in 32 patients. Ultraschall Med, 2010, 31(3):264-269.

148. Picardi M, Soricelli A, Pane F, et al. Contrast-enhanced harmonic compound US of the spleen to increase staging accuracy in patients with Hodgkin lymphoma:a prospective study. Radiology, 2009, 251(2):574-582.

149. Kim SH, Lee JM, Lee JY, et al. Contrast-enhanced sonography of intrapancreatic accessory spleen in six patients. Am J Roentgenol, 2007, 188(2):422-428.

150. Yu X, Yu J, Liang P, et al. Real-time contrast-enhanced ultrasound in diagnosing of focal spleen lesions. Eur J Radiol, 2012, 81(3):430-436.

151. 周永昌,郭万学. 超声医学. 第3版. 北京:科学技术文献出版社, 1998:926-931.

152. 李艳萍,黄品同,赵雅萍,等. 正常胃壁的超声双重造影与增强CT的对比研究. 温州医学院学报, 2008, 38(1):64-65.

153. 李文娟. 胃部疾病的超声诊断价值. 当代医学, 2009, 15:64.

154. 左耀中. 十二指肠溃疡的超声表现和诊断价值. 中国医学影像学杂志, 2008, 16(6):468-469.

155. Piscaglia F, Bolondi L, Italian Society for Ultrasound in Medicine and Biology(SIUMB)Study Group on Ultrasound Contrast Agents, The safety of SonoVue in abdominal applicatons:retrospective analysis of 23188 investigations. Ultrasound Med Biol, 2006, 32(9):1369-1375.

156. 王成龙,杨勇明,崔健,等. 双重超声造影在胃癌术前分期中的价值. 中华肿瘤杂志, 2009, 31(9):701-704.

157. 黄品同,李艳萍,赵雅萍,等. 超声双重造影对胃癌术前T分期的价值. 中华超声影像学杂志, 2008, 17(1):33-36.

158. Lauren P. The two histological main types of gastric carcinoma:diffuse and so-called intestinal-type carcinoma. An attempt at a histoclinical classification. Acta Pathol Microbiol Scand, 1965, 64:31-49.

159. Huang P, Li S, Aronow WS, et al. Double contrast enhanced ultrasonography evaluation of preoperative Lauren classify-cation of advanced gastriccarcinoma. Arch Med Sci, 2011, 7(2):287-293.

160. 申屠伟慧,黄品同,鄢曹鑫,等. 超声双重造影与多层螺旋CT对进展期胃癌Borrmann分型诊断价值的比较. 中华超声影像学杂志, 2015, 24(1):44-49.

161. Wilke H, Preusser P, Fink U, et al. Preoperative chemotherapy in Locally advanced and nonresectable gastric cancer: a phase II study with etoposide, doxorubicin, and cisplatin. J Clin Oncol, 1989, 7(9): 1318-1326.

162. Di Fabio F, Pinto C, Rojas Llimpe FL, et al. The predictive value of 18F-FDG-PET early evaluation in patients with metastatic gastric adenocarcinoma treated with chemotherapy plus cetuximab. Gastric Cancer, 2007, 10(4): 221-227.

163. Zhou JH, Cao LH, Zheng W, et al. Contrast-enhanced gray-scale ultrasound for quantitative evaluation of tumor response to chemotherapy: preliminary results with a mouse hepatoma model. Am J Roentgenol, 2011, 196(1): W13-W17.

164. Ang J, Hu L, Huang PT, et al. Contrast-enhanced ultrasonography assessment of gastric cancer response to neoadjuvant chemotherapy. World J Gastroenterol, 2012, 18(47): 7026-7032.

165. Strobel D, Goertz RS, Bernatik T. Diagnostics in inflammatory bowel disease: ultrasound. World J Gastroenterol, 2011, 27(27): 3192-3197.

166. 刘畅, 徐晓蓉, 徐辉雄, 等. 克罗恩病活动期常规超声及超声造影特征分析. 中华医学超声杂志(电子版), 2013, 10(11): 922-928.

167. 臧国礼. 大肠癌超声造影成像特点分析. 中国超声医学杂志, 2008, 24(3): 279-281.

168. 郑元义, 冉海涛, 王志刚. 欧洲临床超声造影指南(2008). 临床超声医学杂志, 2008, 10(7): 498-504.

169. Correas JM, Claudon M, Tranquart F, et al. The kidney: imaging with microbubblecontrast agents. Ultrasound Q, 2006, 22(1): 53-66.

170. Bertolotto M, Catalano O. Contrast-enhanced Ultrasound: Past, Present, and Future. in: Advances in Ultrasound, An Issue of Ultrasound Clinics. Elsevier Science, 2009, 4: 339-367.

171. Setola SV, Catalano O, Sandomenico F, et al. Contrast-enhanced sonography of the kidney. Abdom Imaging, 2007, 32(1): 21-28.

172. Blebea J, Zickler R, Volteas N, et al. Duplex imaging of the renal arteries with contrast enhancement. Vasc Endovascular Surg, 2003, 37(6): 429-436.

173. 徐作峰, 万广生, 谢晓燕, 等. 肾血管平滑肌脂肪瘤超声造影表现的研究. 中国超声医学杂志, 2008, 24(11): 1046-1048.

174. 黄备建, 李超伦, 徐本华, 等. 高回声肾错构瘤的超声造影表现. 上海医学影像,2009,18(4):283-284,291.

175. 黄备建,毛枫,俞清,等.超声造影对提高肾错构瘤诊断率的价值.中华超声影像学杂志(电子版),2010,7(6):929-934.

176. 魏淑萍,杨斌,傅宁华,等.低回声为主型肾血管平滑肌脂肪瘤常规超声和超声造影特征.中国医学影像技术,2010,26(8):1523-1526.

177. 贾亚薇,杜联芳.肾嗜酸细胞腺瘤的超声造影特征与病理对照.中国医学影像技术,2008,24(8):1240-1242.

178. 周洋,顾鹏,杜联芳.超声检查对肾嗜酸细胞瘤的诊断价值.中国临床医学影像杂志,2011,22(6):435-437.

179. Tamai H,Takiguchi Y,Oka M,et al. Contrast-enhanced ultrasonography in the diagnosis of solid renal tumors. J Ultrasound Med,2005,24(12): 1635-1640.

180. Mazziotti S,Zimbaro F,Pandolfo A,et al. Usefulness of contrast-enhanced ultrasonography in the diagnosis of renal pseudotumors. Abdom Imaging,2010,35(12):241-245.

181. Quaia E,Bertolotto M,Cioffi V,et al. Comparison of contrast-enhanced sonography with unenhanced sonography and contrast-enhanced CT in the diagnosis of malignancy in complex cystic renal masses. Am J Roentgenol,2008,191(4):1239-1249.

182. Clevert DA,Minaifar N,Weckbach S,et al. Multislice computed tomography versus contrast-enhanced ultrasound in evaluation of complex cystic renal masses using the Bosniak classification system. Clin Hemorheol Microcirc,2008,39(1-4):171-178.

183. Park BK,Kim B,Kim SH,et al. Assessment of cystic renal masses based on Bosniak classification:comparison of CT and contrast-enhanced US. Eur J Radiol,2007,61(2):310-314.

184. Ascenti G,Mazziotti S,Zimbaro G,et al. Complex cystic renal masses: characterization with contrast-enhanced US. Radiology,2007,243(1): 158-165.

185. 许小云,杜联芳,邢晋放,等.超声造影在囊性肾癌鉴别诊断中的价值.临床超声医学杂志,2007,9(11):664-666.

186. 王金锐,苗立英,崔立刚,等.超声造影在囊性肾病变中的应用价值.中国医学科学院学报,2008,30(1):22-26.

187. 金利芳,杜联芳,何之彦,等.多囊性肾细胞癌超声、CT 及 MR 影像学表现.中国医学影像技术,2008,24(8):1215-1218.

188. Ignee A,Straub B,Brix D,et al.The value of contrast enhanced

ultrasound(CEUS)in the characterisation of patients with renal masses. Clin Hemorheol Microcirc,2010,46(4):275-290.

189. Aoki S,Hattori R,Yamamoto T,et al. Contrast-enhanced ultrasound using a time-intensity curve for the diagnosis of renal cell carcinoma. BJU Int,2011,108(3):349-354.

190. Xu ZF,Xu HX,Xie XY,et al. Renal cell carcinoma and renal angiomyolipoma:differential diagnosis with real-time contrast-enhanced ultrasonography. J Ultrasound Med,2010,29(5):709-717.

191. Xu ZF,Xu HX,Xie XY,et al. Renal cell carcinoma:real-time contrast-enhanced ultrasound findings. Abdom Imaging,2010,35(6):750-756.

192. Dong XQ,Shen Y,Xu LW,et al. Contrast-enhanced ultrasound for detection and diagnosis of renal clear cell carcinoma. Chin Med J(Engl), 2009,122(10):1179-1183.

193. Fan L,Lianfang D,Jinfang X,et al. Diagnostic efficacy of contrast-enhanced ultrasonography in solid renal parenchymal lesions with maximum diameters of 5 cm. J Ultrasound Med,2008,27(6):875-885.

194. Jiang J,Chen Y,Zhou Y,et al. Clear cell renal cell carcinoma:contrast-enhanced ultrasound features relation to tumor size. Eur J Radiol,2010, 73(1):162-167.

195. 李萍,李凤华,方华,等. 超声造影和增强 CT 在肾实质良恶性病灶诊断中的应用比较. 中国医学影像技术,2009,25(5):844-847.

196. 刘龙,杜联芳. 肾细胞癌假包膜的超声研究进展. 中国医学影像技术,2010,26(7):1386-1388.

197. 傅宁华,杨斌,姚春晓,等. 小肾癌的超声造影诊断和鉴别诊断. 中华医学超声杂志(电子版),2010,7(3):426-431.

198. 杨斌,傅宁华,葛京平,等. 超声造影对肾细胞癌的临床诊断价值探讨. 临床泌尿外科杂志,2008,23(6):432-434.

199. 杨斌,傅宁华,葛京平,等. 透明细胞肾细胞癌超声造影特征研究. 中国医学影像技术,2008,24(3):406-408.

200. 蒋珺,陈亚青,周永昌. 不同大小肾透明细胞癌的超声造影声像图特征. 中华医学超声杂志(电子版),2008,5(2):295-302.

201. 李钧,周晓东,罗二平,等. 超声造影鉴别肾柱肥大与肾脏肿瘤的价值. 中国超声医学杂志,2006,22(4):308-310.

202. 黄备建,李丛,范培丽,等. 超声造影在肾细胞癌亚型鉴别诊断中的价值. 中华医学超声杂志(电子版),2011,8(5):999-1007.

203. Catalano O,Aiani L,Barozzi L,et al. CEUS in abdominal trauma:multi-

center study. Abdom Imaging,2009,34(2):225-234.

204. 王彦冬,经翔,丁建民,等.融合影像引导超声造影对超声漏诊的肝内异常血供结节的诊断价值.中华超声影像学杂志,2013,22(9):780-783.

205. Sidhu PS,Brabrand K,Cantisani V,et al. EFSUMB Guidelines on Interventional Ultrasound(INVUS),Part Ⅱ.Ultraschall in Der Medizin,2015,36(6):566-580.

206. 郭欢仪,许尔蛟,郑荣琴,等.瘘道经引流管超声造影表现的初步研究.中国超声医学杂志,2014,30:376-379.

207. Miller DL,Dou C,Wiggins RC. Contrast-enhanced diagnostic ultrasound causes renal tissue damage in a porcine model. J Ultrasound Med,2010,29(10):1391-1401.

208. Valentino M,Ansaloni L,Catena F,et al. Contrast-enhanced ultrasonography in blunt abdominal trauma:considerations after 5 years of experience. Radiol Med,2009,114(7):1080-1093.

209. Bertolotto M,Martegani A,Aiani L,et al. Value of contrast-enhanced ultrasonography for detecting renal infarcts proven by contrast enhanced CT. A feasibility study. EurRadiol,2008,18(2):376-383.

210. 林倩,唐杰,罗渝昆,等.实时灰阶超声造影诊断急性肾损伤的实验研究.中国医学影像技术,2005,21(11):1680-1682.

211. 林倩,唐杰,罗渝昆,等.灰阶超声造影诊断肾外伤活动性出血的实验研究.中华超声影像学杂志,2006,15(5):374-377.

212. 梁彤,任杰,梁峭嵘,等.肾脏外伤的超声造影分级和预后分析.中国医学影像技术,2009,25(8):1458-1460.

213. Bhatia M,Platon A,Khabiri E,et al. Contrast enhanced ultrasonography versus MR angiography in aortocaval fistula:case report. Abdom Imaging,2010,35(3):376-380.

214. Ciccone MM,Cortese F,Fiorella A,et al. The clinical role of contrast-enhanced ultrasound in the evaluation of renal artery stenosis and diagnostic superiority as compared to traditional echo-color-Doppler flow imaging. Int Angiol,2011,30(2):135-139.

215. 朱庆莉,姜玉新,蔡胜,等.经周围静脉 SonoVue 超声造影诊断肾动脉狭窄价值的探讨.中国医学影像技术,2004,20(11):56-58.

216. 王春美,吴凤林.脉冲反向谐波超声造影诊断肾动脉狭窄的初步观察.中国医学影像学杂志,2006,14(6):422-424.

217. 李超伦,王文平,黄备建,等.实时灰阶谐波超声造影诊断肾动脉狭窄的初步研究. 中华超声影像学杂志,2006,15(6):435-437.

218. Helck A, Hoffmann RT, Sommer WH, et al. Diagnosis, therapy monitoring and follow up of renal artery pseudoaneurysm with contrast-enhanced ultrasound in three cases. Clin Hemorheol Microcirc, 2010, 46(2-3):127-137.

219. Sanchez K, Barr RG. Contrast-enhanced ultrasound detection and treatment guidance in a renal transplant patient with renal cell carcinoma. Ultrasound Q, 2009, 25(4):171-173.

220. Lebkowska U, Janica J, Lebkowski W, et al. Renal parenchyma perfusion spectrum and resistive index(RI)in ultrasound examinations with contrast medium in the early period after kidney transplantation. Transplant Proc, 2009, 41(8):3024-3027.

221. 王晶,朱建平,蒋彦. 超声造影在移植肾急性排斥中的应用. 中华医学超声杂志(电子版),2011,8(5):1008-1014.

222. 邢晋放,杜联芳,李凡,等. SonoVue 超声造影在移植肾周血肿临床诊断中的价值. 中国组织工程研究与临床康复,2009,13(18):3413-3416.

223. 邢晋放,杜联芳,李凡,等. 正常移植肾微循环灌注的声诺维超声造影成像特征. 中国超声医学杂志,2008,24(10):923-926.

224. 梁伟翔,陈智毅,袁文琳,等. 超声造影在肾移植术后的应用. 广州医学,2009,30(11):1693-1695.

225. Kong WT, Zhang WW, Guo HQ, et al. Application of contrast-enhanced ultrasonography after radiofrequency ablation for renal cell carcinoma: is it sufficient for assessment of therapeutic response? Abdom Imaging, 2011, 36(3):342-347.

226. Hoeffel C, Pousset M, Timsit MO, et al. Radiofrequency ablation of renal tumours: diagnostic accuracy of contrast-enhanced ultrasound for early detection of residual tumour. Eur Radiol, 2010, 20(8):1812-1821.

227. Carrafiello G, Mangini M, Fontana F, et al. Single-antenna microwave ablation under contrast-enhanced ultrasound guidance for treatment of small renal cell carcinoma: preliminary experience. Cardiovasc Intervent Radiol, 2010, 33(2):367-374.

228. Meloni MF, Bertolotto M, Alberzoni C, et al. Follow-up after percutaneous radiofrequency ablation of renal cell carcinoma: contrast-enhanced sonography versus contrast-enhanced CT or MRI. Am J Roentgenol, 2008, 191(4):1233-1238.

229. Kalantarinia K,Belcik JT,Patrie JT,et al. Real-time measurement of renal blood flow in healthy subjects using contrast-enhanced ultrasound. Am J Physiol Renal Physiol,2009,297(4):F1129-F1134.

230. Grzelak P,Szymczyk K,Strzelczyk J,et al. Perfusion of kidney graft pyramids and cortex in contrast-enhanced ultrasonography in the determination of the cause of delayed graft function. Ann Transplant,2011,16(11):48-53.

231. Williams R,Hudson JM,Lloyd BA,et al. Dynamic microbubble contrast-enhanced US to measure tumor response to targeted therapy:a proposed clinical protocol with results from renal cell carcinoma patients receiving antiangiogenic therapy. Radiology,2011,260(2):581-590.

232. 杜联芳.超声新技术的临床实践.上海:上海科技教育出版社,2008.

233. 周永昌,陈亚青.泌尿系疾病超声诊断与介入治疗.北京:科学技术文献出版社,2008.

234. 伍瑛,杜联芳,李凡,等.超声造影在肾上腺肿瘤的应用价值.临床超声医学杂志,2008,10(1):16-18.

235. Friedrich-Rust M,Glasemann T,Polta A,et al. Differentiation between benign and malignant adrenal mass using contrast-enhanced ultrasound. Ultraschall Med,2011,32(5):460-471.

236. Slapa RZ,Kasperlik-Zaluska AA,Migda B,et al. Application of parametric ultrasound contrast agent perfusion studies for differentiation of hyperplastic adrenal nodules from adenomas-Initial study,Eur J Radiol,2015,84(8):1432-1435.

237. Fan J,Tang J,Fang J,et al. Ultrasound imaging in the diagnosis of benign and suspicious adrenal lesions. Med Sci Monit,2014,20:2132-2141.

238. 陈琴,岳林先.浅表器官超声造影诊断图谱.北京:人民卫生出版社,2015.

239. Lock G,Schmidt C,Helmich F,et al. Early Experience With Contrastenhanced Ultrasound in the Diagnosis of Testicular Masses:A Feasibility Study Urology,2011,77(5):1049-1053.

240. 陈琴,周青,周果,等.睾丸附睾肿块超声造影表现及定量分析的初步研究.中华超声影像学杂志,2012,21(3):240-243.

241. Huang DY,Sidhu PS. Focal testicular lesions colour Doppler ultrasound contrast enhanced ultrasound and tissue elastography as adjuvants to the

diagnosis. Br J Radiol,2012,85:S41-S53.

242. 中华医学会超声医学分会超声心动图学组.中国心血管超声造影增强检查专家共识.中华医学超声杂志(电子版),2015,12(9):667-680.

243. 朱冬梅,罗燕,李艳,等.睾丸间质细胞瘤超声造影表现及诊断分析.西部医学,2014,26(10):1364-1365.

244. Lock G,Schröder C,Schmidt C,et al. Contrast-Enhanced Ultrasound and Real-Time Elastography for the Diagnosis of Benign Leydig Cell Tumors of the Testis—A Single Center Report on 13 Cases Ultraschall Med,2014,35(6):534-539.

245. 张慧,邓立强,向素芳,等.附睾腺瘤样瘤高频彩色多普勒超声与超声造影表现.四川医学,2015,36(12):1747-1749.

246. Patel KV,Huang DY,Sidhu PS. Metachronous bilateral segmental testicular infarction:multiparametric ultrasound imaging with grey-scale ultrasound,Doppler ultrasound,contrast-enhanced ultrasound(CEUS) and real-time tissue elastography(RTE). J Ultrasound,2014,17(3):233-238.

247. 杜联芳,李凡,伍瑛,等.膀胱容量与声诺维超声造影.山西医药杂志,2008,37(9):774-775.

248. 杜联芳,周洋,李凡,等.超声造影判断膀胱癌浸润程度及分期.中国医学影像技术,2007,23(12):1853-1855.

249. 李秋洋,唐杰,何恩辉,等.超声造影在鉴别膀胱上皮癌分级中的应用价值.中国医学科学院学报,2012,34(4):364-368.

250. Caruso G,Salvaggio G,Campisi A,et al. Bladder tumor staging:comparison of contrast-enhanced and gray-scale ultrasound. AJR Am J Roentgenol,2010,194(1):151-156.

251. Drudi FM,Di Leo N,Maghella F,et al. CEUS in the study of bladder,method,administration and evaluation,a technical note. J Ultrasound,2013,17(1):57-63.

252. Drudi FM,Cantisani V,Liberatore M,et al. Role of low-mechanical index CEUS in the differentiation between low and high grade bladder carcinoma:a pilot study. Ultraschall Med,2010,31:589-595.

253. 裘法祖.外科学.第4版.北京:人民卫生出版社,1996:409.

254. 王一镗.创伤救治的现状和未来.中国急救医学,2004,24:443-444.

255. Nast Kolb D,Bail HJ,Taeger G. Current diagnostics for intra-abdominal

trauma. Chirurg, 2005, 76(10):919-926.

256. Thorelius L. Emergency real time contrast enhanced ultrasonograpy for detection of solid organ injuries. Eur Radiol, 2007, 17(Suppl 6): F107-F111.

257. Valentino M, Serra C, Zironi G, et al. Blunt abdominal trauma: emergency contrast enhanced sonography for detection of solid organ injuries. Am J Roentgenol, 2006, 186(5):1361-1367.

258. Catalano O, Lobianco R, Raso MM, et al. Blunt hepatic trauma: evaluation with contrast enhanced sonography:sonographic findings and clinical application. J Ultrasound Med, 2005, 24(3):299-310.

259. Lv F, Tang J, Luo Y, et al. Emergency contrast-enhanced ultrasonography for pancreatic injuries in blunt. Radiol Med, 2014, 119 (12):920-927.

260. Lv F, Ning Y, Zhou X, et al. Effectiveness of contrast enhanced ultrasound in classification emergency treatment of abdominal parenchymal organ trauma. Eur Radiol, 2014, 24(10):2640-2648.

261. 王月香, 唐杰, 梅兴国, 等. 灰阶超声造影诊断肝外伤的动物实验研究. 中华超声影像学杂志, 2005, 14(12):932-935.

262. Catalano O, Sandomenico F, Raso MM, et al. Real time, contrast-enhanced sonography:a new tool for detecting active bleeding. J Trauma, 2005, 59(4):933-939.

263. Tang J, Wang Y, Mei X, et al. The value of contrast-enhanced gray-scale ultrasound in the diagnosis of hepatic trauma:an animal experiment. J Trauma, 2007, 62(6):1468-1472.

264. Catalano O, Cusati B, Nunziata A, et al. Active abdominal bleeding: contrast enhanced sonography. Abdom Imaging, 2006, 31(1):9-16.

265. Moore EE, Cogbill TH, Jurkovich GJ, et al. Organ injury scaling:spleen and liver(1994 revision). J Trauma, 1995, 38(3):323-324.

266. Miele V, Buffa V, Stasolla A, et al. Contrast enhanced ultrasound with second generation contrast agent in traumatic liver lesions. Radiol Med (Torino), 2004, 108(1-2):82-91.

267. Liu JB, Merton DA, Goldberg BB, et al. Contrast-enhanced two- and three-dimensional sonography for evaluation of intra-abdominal hemorrhage. J Ultrasound Med, 2002, 21(2):161-169.

268. 李文秀, 唐杰, 吕发勤, 等. 灰阶超声造影评价不同程度脾锐器伤的实验研究. 临床超声医学杂志, 2008, 10(2):73-75.

269. 张惠琴, 梁崤嵘, 唐杰, 等. 肝外伤的超声造影分级及与 CT、手术结果对照研究. 中华超声影像学杂志, 2007, 16(10): 875-877.

270. 邓又斌. 造影超声心动图的临床应用现状. 中华医学超声杂志(电子版), 2011, 8(10): 2100-2103.

271. Cantisani V, Grazhdani H, Clevert DA, et al. EVAR: Benefits of CEUS for monitoring stent-graft status. European Journal of Radiology, 2015, 84(9): 1658-1665.

272. Heinzmann A, Müller T, Leitlein J, et al. Endocavitary contrast enhanced ultrasound (CEUS)--work in progress. Ultraschall Med, 2012, 33(1): 76-84.

273. Zengel P, Berghaus A, Weiler C, et al. Intraductally applied contrast-enhanced ultrasound (IA-CEUS) for evaluating obstructive disease and secretory dysfunction of the salivary glands. Eur Radiol, 2011, 21(6): 1339-1348.

274. Xu EJ, Zheng RQ, Su ZZ, et al. Intra-biliary contrast-enhanced ultrasound for evaluating biliary obstruction during percutaneous trans-hepatic biliary drainage: A preliminary study. Eur J Radiol, 2012, 81(12): 3846-3850.

275. Luyao Z, Xiaoyan X, Huixiong X, et al. Percutaneous ultrasound-guided cholangiography using microbubbles to evaluate the dilated biliary tract: initial experience. Eur Radiol, 2012, 22(2): 371-378.

276. Lanzani C, Savasi V, Leone FP, et al. Two-dimensional HyCoSy with contrast tuned imaging technology and a second-generation contrast media for the assessment of tubal patency in an infertility program. Fertil Steril, 2009, 92(3): 1158-1161.

277. Zhou L, Zhang X, Chen X, et al. Value of three-dimensional hysterosalpingo-contrast sonography with SonoVue in the assessment of tubal patency. Ultrasound Obstet Gynecol, 2012, 40(1): 93-98.

278. Darge K, Troeger J. Vesicoureteral reflux grading in contrast-enhanced voiding urosonography. Eur J Radiol, 2002, 43(2): 122-128.

279. Darge K. Voiding urosonography with US contrast agent for the diagnosis of vesicoureteric reflux in children: an update. Pediatr Radiol. 2010, 40(6): 956-962.

280. Ignee A, Baum U, Schuessler G, et al. Contrast-enhanced ultrasound-guided percutaneous cholangiography and cholangiodrainage (CEUS-PTCD). Endoscopy, 2009, 41(8): 725-726.

281. Pickhardt PJ, Bhalla S, Balfe DM. Acquired Gastrointestinal Fistulas: Classification, Etiologies, and Imaging Evaluation. Radiology, 2002, 224 (1):9-23.

282. Mao R, Xu EJ, Li K, et al. Usefulness of contrast-enhanced ultrasound in the diagnosis of biliary leakage following T-tube removal. J Clin Ultrasound, 2009, 38(1):38-40.

283. Volkmer BG, Nesslauer T, Kufer R, et al. Diagnosis of vesico-intestinal fistulas by contrast medium enhanced 3-D ultrasound. Ultraschall Med, 2001, 22(2):81-86.

284. Chew SS, Yang JL, Newstead GL, et al. Anal fistula: Levovist-enhanced endoanal ultrasound: a pilot study. Dis Colon Rectum, 2003, 46(3):377-384.

285. Henrich W, Meckies J, Friedmann W. Demonstration of a recto-vaginal fistula with the ultrasound contrast medium Echovist. Ultrasound Obstet Gynecol, 2000, 15:(2)148-149.

286. Foschi FG, Piscaglia F, PompiliM, et al. Real-time contrast-enhanced ultrasound—a new simple tool for detection of peritoneal-pleural communications in hepatic hydrothorax. Ultraschall Med, 2008, 29(5):538-542.

287. Badea R, Ciobanu L, Gomotirceanu A, et al. Contrast ultrasonography of the digestive tract lumen. Review of the literature and personal experience. Med Ultrason, 2010, 12(1):52-61.

288. 许尔蛟, 郭欢仪, 任洁, 等. 经腔道超声造影用于诊断瘘的价值. 中华肝脏外科手术学电子杂志, 2013, 2(5):306-309.

289. Cadeddu F, Salis F, Lisi G, et al. Complex anal fistula remains a challenge for colorectal surgeon. Int J Colorectal Dis, 2015, 30(5):595-603.

290. Sirikurnpiboon S, Phadhana-anake O, Awapittaya B. Comparison of Endoanal Ultrasound with Clinical Diagnosis in Anal Fistula Assessment. J Med Assoc Thai, 2016, 99(Suppl 2):S69-S74.

291. Kim MJ. Transrectal ultrasonography of anorectal diseases: advantages and disadvantages. Ultrasonography, 2015, 34(1):19-31.

292. Visscher AP, Felt-Bersma RJ. Endoanal ultrasound in perianal fistulae and abscesses. Ultrasound Q, 2015, 31(2):130-137.

293. Sneider EB, Maykel JA. Anal abscess and fistula. Gastroenterol Clin North Am, 2013, 42(4):773-784.

294. Nagendranath C, Saravanan MN, Sridhar C, et al. Peroxide-enhanced endoanal ultrasound in preoperative assessment of complex fistula-in-ano. Tech Coloproctol, 2014, 18(5):433-438.

295. Kim Y, Park YJ. Three-dimensional endoanal ultrasonographic assessment of an anal fistula with and without H(2)O(2)enhancement. World J Gastroenterol, 2009, 14(15):4810-4815.

296. 张有生,李春雨. 实用肛肠外科学. 北京:人民军医出版社,2009:424-427.

297. Makino S, Hirai C, Itakura A, et al. Evaluation of uterine blood flow: a new method using contrast-enhanced ultrasound. Eur J Obstet Gynecol Reprod Biol, 2015, 191:143-144.

298. 黄泽萍,张新玲,郑荣琴,等. 正常成人子宫超声造影表现分析. 中华医学超声杂志(电子版),2012,9(1):47-49.

299. 许杨青,陈欣林,谢明星,等. 正常子宫超声造影成像剂量与效果关系的初步分析. 中华医学超声杂志(电子版),2007,4(5):296-298.

300. Henri M, Florence E, Aurore B, et al. Contribution of contrast-enhanced ultrasound with Sonovue to describe the microvascularization of uterine fibroid tumors before and after uterine artery embolization. Eur J Obstet Gynecol Reprod Biol, 2014, 181:104-110.

301. 黄冬梅,任杰,张新玲,等. 常规超声及超声造影在不同类型子宫肌瘤诊断中的误诊原因分析. 中华医学超声杂志(电子版),2008,5(5):736-740.

302. 张新玲,郑荣琴,黄冬梅,等. 常规超声与超声造影对子宫肌瘤诊断价值的比较. 中国超声医学杂志,2006,22(11):861-863.

303. 赵胜,陈欣林,陆兆龄,等. 超声造影在子宫平滑肌瘤诊断中的初步应用. 中华医学超声杂志(电子版),2006,3(13):172-174.

304. Zhang XL, Zheng RQ, Yang YB, et al. The use of contrast-enhanced ultrasound in uterine leiomyomas. Chin Med J(Engl), 2010, 123(21):3095-3099.

305. 黄冬梅,张新玲,张波,等. 超声造影在不同类型子宫肌瘤诊断中的应用. 中华超声影像学杂志,2008,17(10):876-878.

306. 张新玲,郑荣琴,黄冬梅,等. 子宫肌瘤的超声造影表现及其诊断价值. 中华超声影像学杂志,2006,15(12):903-905.

307. 方向东. 实时灰阶超声造影在鉴别子宫肌瘤与子宫腺肌病中的价值. 中国超声医学杂志,2009,25(2):186-188.

308. Cheng CQ, Zhang RT, Xiong Y, et al. Contrast-Enhanced Ultrasound for

Evaluation of High-Intensity Focused Ultrasound Treatment of Benign Uterine Diseases:Retrospective Analysis of Contrast Safety. Medicine Baltimore,2015,94(16):e729.

309. 甘玲,叶真,郑秀,等.灰阶超声造影在子宫肌瘤和子宫腺肌瘤鉴别诊断中的应用.中华医学超声杂志(电子版),2005,2(6):372-374.

310. 张新玲,郑荣琴,黄冬梅,等.超声造影在子宫肌瘤与子宫腺肌病鉴别诊断中的价值.中国超声医学杂志,2007,23(1):55-57.

311. 卫春芳,胡兵,姜立新.超声造影评价高强度聚焦超声治疗子宫腺肌瘤的疗效.中华医学超声杂志(电子版),2010,7(1):54-59.

312. 任小龙,周晓东,郑敏娟,等.超声造影在子宫肌瘤与腺肌瘤鉴别诊断中的价值.中华超声影像学杂志,2006,15(10):770-772.

313. Dorenberg EJ,Hol PK,Jakobsen JÅ,et al. Improved infarction rates in fibroids after the introduction of contrast-enhanced ultrasound during uterine artery embolization. Acta Radiologica,2012,53(1):34-38.

314. 余秀华,施红,罗蓉蓉,等.二维及三维超声造影评估子宫肌瘤射频消融早期疗效的临床价值.中华超声影像学杂志,2010,19(7):600-603.

315. Peng S,Hu L,Chen W,et al. Intraprocedure contrast enhanced ultrasound:The value in assessing the effect of ultrasound-guided high intensity focused ultrasound ablation for uterine fibroids. Ultrasonics,2015,58:123-128.

316. 王磊,周晓东,任小龙,等.超声造影评价高强度聚焦超声治疗子宫肌瘤早期疗效的临床研究.中华超声影像学杂志,2006,15(9):698-700.

317. Orsi F,Monfardini L,Bonomo G,et al. Ultrasound guided high intensity focused ultrasound(USgHIFU)ablation for uterine fibroids:Do we need the microbubbles?. Int J Hyperthermia,2015,31(3):233-239.

318. 孟欣,李剑平,于铭,等.超声造影评价高强度聚焦超声和射频消融治疗不同大小子宫肌瘤疗效及比较.中华医学超声杂志(电子版),2012,9(12):1040-1044.

319. 任小龙,周晓东,张军,等.超声造影评价高强度聚焦超声治疗子宫肌瘤早期疗效的价值:与增强 MRI 对照研究.中华超声影像学杂志,2007,16(2):151-153.

320. Wang F,Zhang J,Han ZY,et al. Imaging manifestation of conventional and contrast-enhanced ultrasonography in percutaneous microwave ablation for the treatment of uterine fibroids. Eur J Radiol,2012,81(11):

2947-2952.

321. Jiang N, Xie B, Zhang X, et al. Enhancing ablation effects of a microbubble-enhancing contrast agent ("sonovue") in the treatment of uterine fibroids with high-intensity focused ultrasound: a randomized controlled trial. Cardiovasc Intervent Radiol, 2014, 37 (5): 1321-1328.

322. 王芳, 张晶, 韩治宇, 等. 超声造影在经皮微波消融治疗子宫肌层良性病变围手术期中的作用. 中华医学超声杂志(电子版), 2012, 9 (1): 43-46.

323. Lei F, Jing Z, Bo W, et al. Uterine myomas treated with microwave ablation: The agreement between ablation volumes obtained from contrast-enhanced sonography and enhanced MRI. Int Journal Hyperthermia, 2014, 30 (1): 11-18.

324. 何光彬, 周晓东, 李秋洋, 等. 超声造影评价射频治疗子宫肌瘤的疗效及其应用价值. 中华超声影像学杂志, 2008, 17 (9): 793-795.

325. Chen M, He Y, Zhang P, et al. Comparison of Uterine Receptivity between Fertile and Unexplained Infertile Women by Assessment of Endometrial and Subendometrial Perfusion Using Contrast-Enhanced Ultrasound: Which Index is Better—Peak Intensity or Area under the Curve? Ultrasound Med Biol, 2016, 42 (3): 654-663.

326. 毛永江, 张新玲, 郑荣琴, 等. 子宫内膜息肉的超声造影表现. 中华医学超声杂志(电子版), 2011, 8 (11): 2361-2365.

327. 张盛敏, 许幼峰, 陈伟英, 等. 超声造影在子宫宫腔病变诊断中的初步应用. 中国超声医学杂志, 2010, 26 (1): 65-68.

328. Pop CM, Mihu D, Badea R. Role of contrast-enhanced ultrasound (CEUS) in the diagnosis of endometrial pathology. Clujul Medical, 2015, 88 (4): 433-437.

329. 胡兵, 赵云, 吴平, 等. 宫腔及静脉超声造影在子宫内膜病变诊断中的价值. 中国超声医学杂志, 2013, 29 (1): 57-59.

330. 李向红, 刘慧, 向红. 超声造影对子宫内膜病变良恶性的诊断价值. 中国超声医学杂志, 2014, 30 (11): 1017-1019.

331. 周克松, 李明星. 子宫内膜癌超声造影与经阴道彩色多普勒超声表现比较. 中国超声医学杂志, 2015, 31 (1): 50-52.

332. 刘真真, 姜玉新, 戴晴, 等. 子宫内膜癌的超声造影研究. 中华超声影像学杂志, 2008, 17 (7): 604-607.

333. Zhou H, Xiang H, Duan L, et al. Application of combined two-dimensional and three-dimensional transvaginal contrast enhanced

ultrasound in the diagnosis of endometrial carcinoma. BioMed Res Int, 2015:292743.

334. 刘真真,戴晴,姜玉新,等.子宫内膜癌超声造影增强时相和肿瘤显像的初步研究.中华医学超声杂志(电子版),2012,9(3):30-33.

335. 谢晴,雷小莹,邬小平,等.超声造影与磁共振弥散加权成像对Ⅰ期子宫内膜癌肌层浸润的对比研究.中华医学超声杂志(电子版),2012,9(3):34-37.

336. 裴小青,谢艳君,李毓红,等.超声造影对Ⅰ期子宫内膜癌分型的价值探讨.中华超声影像学杂志,2011,20(7):598-601.

337. Liu Y,Tian J W,Xu Y,,et al. Role of transvaginal contrast-enhanced ultrasound in the early diagnosis of endometrial carcinoma. Chin Med J (Engl),2012,125(3):416-421.

338. 张新玲,郑荣琴,黄冬梅,等.宫颈癌超声造影表现及其临床意义.中华超声影像学杂志,2007,16(10):883-885.

339. 张新玲,郑荣琴,黄冬梅,等.低机械指数连续超声造影在宫颈癌中的应用探讨.中国超声医学杂志,2007,23(11):852-855.

340. 管玲,杜润家,王丽云,等.常规超声与超声造影诊断宫颈癌的对比分析.中华医学超声杂志(电子版),2011,8(4):863-867.

341. 管玲,张庆明,袁宏,等.不同临床分期宫颈癌的超声造影表现.中华超声影像学杂志,2010,19(6):514-516.

342. 余秀华,施红,钱斌,等.超声造影对宫颈癌血管生成的初步研究.中华医学超声杂志(电子版),2010,7(7):43-46.

343. 杨越波,曾智,张新玲,等.超声造影在宫颈癌分期诊断中的评价.中国生育健康杂志,2010,21(5):267-269.

344. 刘华艳,杨宗利,房世保,等.宫颈癌超声造影特征与预后因素的关系.中华超声影像学杂志,2015,24(9):800-804.

345. Arthuis CJ,Novell A,Escoffre JM,et al. New insights into uteroplacental perfusion:quantitative analysis using Doppler and contrast-enhanced ultrasound imaging. Placenta,2013,34(5):424-431.

346. Xiong X,Yan P,Gao C,et al. The Value of Contrast-Enhanced Ultrasound in the Diagnosis of Cesarean Scar Pregnancy. BioMed Research International,2016:4762785.

347. 倪晓霞,何莎,陈欣林.超声造影在产后胎盘植入诊断中的临床应用.中华医学超声杂志(电子版),2014,11(10):29-34.

348. 丁红,罗葆明,王蕴慧,等.超声造影对产后胎盘植入分型诊断的探讨.中华超声影像学杂志,2013,22(4):337-339.

349. 何莎,郑毅,朱霞,等.超声造影在子宫破裂的临床应用初探.中华医学超声杂志(电子版),2010,7(4):56-58.

350. 焦岩,林桂凤,水旭娟,等.超声造影诊断产后胎盘植入的临床价值.中华超声影像学杂志,2011,20(8):692-695.

351. 林桂凤,赵雅萍,焦岩,等.超声造影诊断胎盘植入的价值.中华超声影像学杂志,2012,21(3):236-239.

352. 陈欣林,赵胜,卢丹,等.超声造影诊断胎盘植入的应用价值.中华超声影像学杂志,2009,18(6):521-524.

353. Desille H,Ouldamer L,Bleuzen A,et al. Novel Use of Contrast-Enhanced Sonography in the Diagnosis of Central Uterine Necrosis Following Embolization for Postpartum Hemorrhage. J Ultrasound Med,2013,32(10):1869-1876.

354. 陈欣林,赵胜,陆兆龄,等.超声造影在胎盘早剥、梗死及植入临床诊断中的初步应用.中华医学超声杂志(电子版),2006,3(3):169-171.

355. Zhou YJ,Yuan ML,Li R,et al. Real-time placental perfusion on contrast-enhanced ultrasound and parametric imaging analysis in rats at different gestation time and different portions of placenta. PloS one,2013,8(4):e58986.

356. Poret-Bazin H,Simon E G,Bleuzen A,et al. Decrease of uteroplacental blood flow after feticide during second-trimester pregnancy termination with complete placenta previa:Quantitative analysis using contrast-enhanced ultrasound imaging. Placenta,2013,34(11):1113-1115.

357. Barua A,Bitterman P,Bahr TM,et al. Contrast-Enhanced Sonography Depicts Spontaneous Ovarian Cancer at Early Stages in a Preclinical Animal Model. J Ultrasound Med,2011,30(3):333-345.

358. 刘慧,向红.卵巢良性小肿块经阴道二维超声造影的特征.中国超声医学杂志,2012,28(4):358-360.

359. Fleischer AC,Lyshchik A,Jones HW Jr,et al. Contrast-enhanced transvaginal sonography of benign versus malignant ovarian masses:preliminary findings. J Ultrasound Med,2008,27(7):1019-1021.

360. Veyer L,Marret H,Blevzen A,et al. Preoperative diagnosis of ovarian tumors using pelvic contrast-enhanced sonography. J Ultrasound Med,2010,29(7):1041-1049.

361. 戴晴,刘真真,姜玉新,等.经阴道超声造影在附件包块诊断中的应用研究.中华超声影像学杂志,2006,15(9):693-697.

362. 许幼峰,郭旻华,舒静,等.超声造影在卵巢肿瘤诊断中的初步应用.中国超声医学杂志,2007,23(7):534-537.

363. 赵胜,陈欣林,陆兆龄,等.超声造影在卵巢病变诊断中的应用.中华医学超声杂志(电子版),2007,4(5):293-295.

364. Fleischer AC,Andrej L,Jones HW,et al. Diagnostic parameters to differentiate benign from malignant ovarian masses with contrast-enhanced transvaginal sonography. J Ultrasound Med,2009,28(10):1273-1280.

365. Testa A,Timmerman D C,Fruscella E,et al. The role of CnTI-SonoVue in the diagnosis of ovarian masses with papillary projections:a preliminary study. Ultrasound Obstet Gynecol,2007,29(5):512-516.

366. 池秀玲,余彩茶,焦岩,等.经阴道超声造影对附件区实质性肿块的诊断价值.温州医学院学报,2015,45(1):68-71.

367. Fleischer AC,Lyshchik A,Hirari M,et al. Early Detection of Ovarian Cancer with Conventional and Contrast-Enhanced Transvaginal Sonography:Recent Advances and Potential Improvements. Journal of Oncology,2012:302858.

368. Maxim A R,Badea R,Tamas A,et al. Contrast-Enhanced Ultrasound In Ovarian Tumors——Diagnostic Parameters:Method Presentation And Initial Experience. Clujul Med,2013,86(1):31-35.

369. Qiao JJ,Yu J,Yu Z,et al. Contrast-enhanced ultrasonography in differential diagnosis of benign and malignant ovarian tumors. Plos One,2015,10(3):e0118872.

370. Sconfienza L M,Perrone N,Delnevo A,et al. Diagnostic value of contrast-enhanced ultrasonography in the characterization of ovarian tumors. J Ultrasound,2010,13(1):9-15.

371. 张新玲,贺需旗,郑荣琴,等.超声造影在浆膜下子宫肌瘤与卵巢纤维瘤鉴别诊断中的初步应用.中华超声影像学杂志,2013,22(3):239-242.

372. 程琦,范丽,王莎莎,等.超声造影在卵巢肿瘤及卵巢蒂扭转诊断中的应用.中华临床医师杂志(电子版),2014,8(8):38-40.

373. 张新玲,黄冬梅,毛永江,等.卵巢肿瘤蒂扭转的超声造影增强特点.中华超声影像学杂志,2010,19(3):245-247.

374. 冯洁,王艳丽,杨桃云,等.超声造影引导下穿刺活检诊断卵巢肿瘤的价值评价.临床合理用药,2014,7(25):76-77.

375. 刘百灵,周琦,姜珏,等.超声造影在卵巢肿瘤诊断中的应用价值.

中国超声医学杂志,2008,24(9):831-833.

376. 黄冬梅,李凯,郑荣琴. 输卵管妊娠的超声造影表现及与手术病理的对照分析. 中华超声影像学杂志,2006,15(6):438-441.

377. 施红,蒋天安. 实用超声造影诊断学. 北京:人民军医出版社,2013.

378. Piscaglia F,Nolse C,Dietrich F,et al. The EFSUMB Guidelines and Recommendations on the Clinical Practice of Contrast Enhanced Ultrasound(CEUS):Update 2011 on non-hepatic applications. Ultraschall Med,2012,33(1):33-59.

379. Exacoustos C,Digiovannia A,Szabolcs B,et al. Automated sonographic tubal patency evaluation with three-dimensional coded contrast imaging (CCI)during hysterosalpingo-contrast sonography(HyCoSy). Ultrasound Obstet Gynecol,2009,34(5):609-612.

380. Boudghene FP,Bazot M,Robert Y,et al. Assessment of Fallopian tube patency by HyCoSy:comparison of a positive contrast agent with saline solution. Ultrasound Obstet Gynecol,2001,18(5):525-530.

381. Tamasi F,Weidner A,Domokos N,et al. ECHOVIST-200 enhanced hystero-sonography:a new technique in the assessment of infertility. Eur J Obstet Gynecol Reprod Biol,2005,121(2):186-190.

382. Lu Q,Zhong Y,Wen XR,et al. Can Contrast-Enhanced Ultrasound Evaluate the Severity of Acute Pancreatitis? Dig Dis Sci,2011,56(5): 1578-1584.

383. Jakobsen JA,Correas JM. Ultrasound contrast agents and their use in urogenital radiology:status and prospects. Eur Radiol,2001,11(10): 2082-2091.

384. Hamed HO,Shahin AY,Elsamman AM. Hysterosalpingo-contrast sonography versus radiographic hysterosalpingography in the evaluation of tubal patency. Int J Gynecol Obstet,2009,105(3):215-217.

385. 郑荣琴,吕明德. 超声造影新技术临床应用. 广州:广东科技出版社,2007.

386. 张新玲,郑荣琴,黄冬梅,等. 双氧水声学造影评价输卵管的通畅性. 中国超声诊断杂志,2004,5(4):271-273.

387. 张新玲,黄冬梅,郑荣琴,等. 超声晶氧声学造影对输卵管源性不孕症的诊断价值. 中国超声诊断杂志,2005,6(12):914-916.

388. 陆月华,沈斌仙,王雅红,等. 两种造影剂在输卵管造影检查中的临床应用比较. 中国妇幼保健,2011,26(12):1897-1899.

389. 杨淑君,龚渭冰,胡茂兰,等. 低机械指数实时谐波声学造影对输卵管通畅性的初探.临床超声医学杂志,2007,9(6):340-434.

390. 高学文,王军燕,汪龙霞,等.低机械指数子宫输卵管超声造影与腹腔镜通染液检查评价输卵管通畅性的对照研究.临床超声医学杂志,2008,10(12):804-806.

391. 高学文,王军燕,汪龙霞,等.声诺维与双氧水子宫输卵管超声造影临床对照研究.中国超声医学杂志,2008,24(10):929-931.

392. 邹晓娟,于铭,王西林,等.超声造影在输卵管源性不孕症中的诊治价值研究.中华超声影像学杂志,2009,18(3):238-240.

393. 王莎莎,李叶阔,程琪,等.经阴道三维超声造影重建技术评价输卵管通畅性的初步探讨.中国超声医学杂志,2010,26(10):932-934.

394. 张艳玲,张新玲,郑荣琴,等.经阴道子宫输卵管三维超声造影评价输卵管通畅性.中华超声影像学杂志,2011,20(4):318-320.

395. 李梅,雷虹,邹晓娟,等.子宫输卵管超声造影和X线碘油造影的对比研究.西北国防医学杂志,2010,31(5):348-350.

396. Dellaportas D,Koureas A,Contis J,et al. Contrast-Enhanced Color Doppler Ultrasonography for Preoperative Evaluation of Sentinel Lymph Node in Breast Cancer Patients. Breast Care(Basel),2015,10(5):331-335.

397. Gkegkes ID,Iavazzo C. Contrast Enhanced Ultrasound(CEU)Using Microbubbles for Sentinel Lymph Node Biopsy in Breast Cancer:a Systematic Review. Acta Chir Belg,2015,115(3):212-218.

398. Cantisani V,Bertolotto M,Weskott HP,et al. Growing indications for CEUS:The kidney,testis,lymph nodes,thyroid,prostate,and small bowel. Eur J Radiol,2015,84(9):1675-1684.

399. Xiang D,Hong Y,Zhang B,et al. Contrast-enhanced ultrasound(CEUS) facilitated US in detecting lateral neck lymph node metastasis of thyroid cancer patients:diagnosis value and enhancement patterns of malignant lymphnodes. Eur Radiol,2014,24(10):2513-2519.

400. Ahmed M,Purushotham AD,Douek M. Novel techniques for sentinel lymph node biopsy in breast cancer:a systematicreview. Lancet Oncol,2014,15(8):e351-e362.

401. Poantă L,Pop S,Cosgarea M,et al. The role of contrast enhanced ultrasound in the assessment of superficial lymphnodes. Rom J Intern Med,2012,50(3):189-193.

402. Stramare R,Scagliori E,Mannucci M,et al.The role of contrast-enhanced gray-scale ultrasonography in the differential diagnosis of

superficial lymphnodes. Ultrasound Q,2010,26(1):45-51.

403. Omoto K,Matsunaga H,Take N,et al. Sentinel node detection method using contrast-enhanced ultrasonography with sonazoid in breast cancer:preliminary clinicalstudy. Ultrasound Med Biol,2009,35(18):1249-1256.

404. Nakase K,Yamamoto K,Hiasa A,et al. Contrast-enhanced ultrasound examination of lymphnodes in different typesoflymphoma.Cancer DetectPrev,2006,30(2):188-191.

405. 孔晶,张波,李建初.超声造影在颈部良、恶性淋巴结鉴别诊断中的应用,中华医学超声杂志(电子版),2015,12(2):108-111.

406. 张巍,李建民,粟景艳,等.超声引导经皮微波消融治疗乳腺良性结节.中国医学影像技术,2016,32(5):667-671.

407. 孙登华,孙亮,孙光,等.超声引导下射频消融治疗乳腺良性肿瘤.中华乳腺病杂志(电子版),2013,7(6):451-453.

408. 于蕾,杨力,李建国,等.经皮超声造影诊断乳腺癌前哨淋巴结转移.中国医学影像技术,2014,2:233-236.

409. 洪玉蓉,刘学明,张闻,等.超声造影在浅表淋巴结疾病鉴别诊断中的应用研究.中华超声影像学杂志,2006,15(11):849-852.

410. 李娅,常才,张迅,等.乳腺癌前哨淋巴结超声造影的初步研究.肿瘤影像学,2014,23(13):216-218.

411. 武雅婷,米成嵘,王文.经肿瘤周围与乳晕下注射超声造影剂检测乳腺癌前哨淋巴结的对比研究.中国超声医学杂志,2014,30(3):210-212.

412. 洪玉蓉,刘学明.颈部转移性淋巴结的超声造影表现分析.中国超声医学杂志,2008,24(6):520-522.

413. Balleyguier C,Opolon P,Mathieu MC,et al. New potential and applications of contrast-enhanced ultrasound of the breast:Own investigations and review of the literature. European Journal of Radiology,2009,69(1):14-23.

414. Stuhrmann M,Aronius R,Schietzel M. Tumor vascularity of breast lesions:potentials and limits of contrast-enhanced Doppler sonography. Am J Roentgenol,2000,175(6):1585-1589.

415. Cao XL,Bao W,Zhu SG,et al. Contrast-enhanced ultrasound characteristics of breast cancer:correlation with prognostic factors. Ultrasound Med Biol,2014,40(1):11-17.

416. 何蒙娜,姜玉新,吕珂.超声造影剂 Sonazoid 与 SonoVue 的物理特征及临床特点比较.中国医学影像技术,2015,31(2):306-309.

417. Hu Q,Wang XY,Zhu SY,et al. Meta-analysis of contrast-enhanced ultrasound for the differentiation of benign and malignant breast lesions. Acta Radiol,2015,56(1):25-33.

418. 李由,郭燕丽,黄海韵,等.实时超声造影鉴别诊断长径≤2.0cm乳腺肿块良恶性.中国医学影像技术,2014,30(12):1848-1852.

419. Cox K,Sever A,Jones S,et al. Validation of a technique using microbubbles and contrast enhanced ultrasound(CEUS)to biopsy sentinel lymph nodes(SLN)in pre-operative breast cancer patients with a normal grey-scale axillary ultrasound. Eur J Surg Oncol,2013,39(7):760-765.

420. Liu H,Jiang Y,Dai Q,et al. Peripheral Enhancement of Breast Cancers on Contrast-Enhanced Ultrasound:Correlation with Microvessel Density and Vascular Endothelial Growth Factor Expression. Ultrasound MedBiol,2013,40(2):293-299.

421. Liu H,Jiang YX,Liu JB,et al. Evaluation of breast lesions with contrast-enhanced ultrasound using the microvascular imaging technique:initial observations. Breast,2008,17(5):532-539.

422. 张璟,姜玉新,戴晴,等.实时灰阶超声造影参数在鉴别乳腺良、恶性病灶的临床应用价值.中华医学超声杂志(电子版),2011,8(3):591-597.

423. 张璟,姜玉新,戴晴,等.实时灰阶超声造影增强模式在乳腺良、恶性病灶诊断中的应用.中国医学科学院学报,2008,30(1):49-53.

424. 罗葆明,肖祎炜,郭庆禄,等.乳腺肿块超声造影及时间-强度曲线分析再探讨.中国超声医学杂志,2008,24(3):216-218.

425. Wang Y,Fan W,Zhao S,et al. Qualitative,Quantitative and Combination Score Systems in Differential Diagnosis of Breast Lesions by Contrast-enhanced Ultrasound. Eur J Radiol,2016,85(1):48-54.

426. Wan C,Du J,Fang H,et al. Evaluation of breast lesions by contrast enhanced ultrasound:qualitative and quantitative analysis. Eur J Radiol,2012,81(4):e444-e450.

427. 杜晶,李凤华,方华,等.超声造影微血管成像评估乳腺肿瘤血管形态及分布特征.中华超声影像学杂志,2007,16(9):773-776.

428. 刘赫,姜玉新,刘吉斌,等.乳腺病变超声造影微血管显像增强形式:与病理对照观察.中国医学影像技术,2009,25(5):783-785.

429. Du J,Wang L,Wan CF,et al. Differentiating benign from malignant

solid breast lesions:combined utility of conventional ultrasound and contrast-enhanced ultrasound in comparison with magnetic resonance imaging. Eur J Radiol,2012,81(12):3890-3899.

430. Jiang YX,Liu H,Liu JB,et al. Breast tumor size assessment:comparison of conventional ultrasound and contrast-enhanced ultrasound. Ultrasound Med　Biol,2007,33(12):1873-1881.

431. Liu H,Jiang YX,Liu JB,et al. Contrast-enhanced breast ultrasonography:imaging features with histopathologic correlation. J Ultrasound Med,2009,28(7):911-920.

432. Du J,Li FH,Fang H,et al. Microvascular architecture of breast lesions: evaluation with contrast-enhanced ultrasonographic micro flow imaging. J Ultrasound Med,2008,27(6):833-842.

433. Miyamoto Y,Ito T,Takada E,et al. Efficacy of Sonazoid(Perflubutane) for Contrast-Enhanced Ultrasound in the Differentiation of Focal Breast Lesions:Phase 3 Multicenter Clinical Trial. Am J Roentgenol,2014, 202(4):w400-w407.

434. 唐蕾,丛阳,李伟伟,等.乳腺肿块灰阶超声造影定性分析参数的研究.中国超声医学杂志,2015,31(4):302-304.

435. Zhao H,Xu R,Ouyang Q,et al. Contrast-enhanced ultrasound is helpful in the differentiation of malignant and benign breast lesions. Eur J Radiol,2010,73(2):288-293.

436. Drudi FM,Cantisani V,Gnecchi M,et al. Contrast-enhanced ultrasound examination of the breast:A literature review. Ultraschall Med,2012,33 (7):E1-E7.

437. Maxwell AJ,Ridley NT,Rubin G,et al. The Royal College of Radiologists Breast Group breast imaging classification. Clin Radiol, 2009,64(6):624-627.

438. Cao X,Jie X,Zhao B. Potential application value of contrast-enhanced ultrasound in neoadjuvant chemotherapy of breast cancer. Ultrasound Med Biol,2012,38(12):2065-2071.

439. Corcioni B,Santilli L,Quercia S,et al. Contrast-enhanced US and MRI for assessing the response of breast cancer to neoadjuvant chemotherapy. J Ultrasound,2008,11(4):143-150.

440. Hudson JM,Williams R,Tremblay-Darveau C,et al. Dynamic Contrast Enhanced Ultrasound for Therapy Monitoring. Eur J Radiol,2015,84(9): 1650-1657.

441. 张林,郝洁,王立平,等.乳腺超声造影、彩色多普勒超声及磁共振灌注成像在评估乳腺癌新辅助化疗疗效中的对比研究.华中科技大学学报(医学版),2014,43(4):449-452.

442. 钟丽瑶,周平,李瑞珍,等.经皮下注射超声造影剂在乳腺癌前哨淋巴结诊断中的价值.中华超声影像学杂志,2007,16(9):770-772.

443. Rautiainen S, Sudah M, Joukainen S, et al. Contrast-enhanced ultrasound guided axillary lymph node core biopsy: Diagnostic accuracy in preoperative staging of invasive breast cancer. Eur J Radiol, 2015, 84 (11): 2130-2136.

444. 胡慧,韦伟,孙德胜,等.超声造影结合亚甲蓝定位在乳腺癌前哨淋巴结活检中的应用.中华医学杂志,2013,93(16):1255-1257.

445. 林清萍,欧阳秋芳,赵红佳,等.超声造影对乳腺癌腋窝淋巴结转移的诊断价值.中华乳腺病杂志:电子版,2009,3(12):14-17.

446. Steppan I, Reimer D, Müller-Holzner E, et al. Breast cancer in women: evaluation of benign and malignant axillary lymph nodes with contrast-enhanced ultrasound. Ultraschall Med, 2010, 31 (1): 63-67.

447. Ohta T, Nishioka M, Nakata N, et al. Five cases of axillary lymph node metastatic breast cancer on contrast-enhanced sonography. J Ultrasound Med, 2015, 34 (6): 1131-1137.

448. 王琳,杜晶,方华,等.超声造影增强模式及 QontraXt 三维伪彩色定量分析对乳腺病灶的定性诊断效能研究.中国超声医学杂志,2011,27(8):688-692.

449. Zhang B, Jiang YX, Liu JB, et al. Utility of Contrast-enhanced ultrasound for evaluation of thyroid nodules. Thyroid, 2010, 20 (1): 51-57.

450. 张波,姜玉新,戴晴,等.前瞻性观察甲状腺结节的 SonoVue 超声造影增强模式.中国医学影像技术,2010,26(5):844-847.

451. Rubaltelli L, Khadivi Y, Tregnaghi A, et al. Evaluation of lymph node perfusion using continuous mode harmonic ultrasonography with a second generation contrast agent. J Ultrasound Med, 2004, 23 (6): 829-836.

452. Goldberg BB, Merton DA, Liu JB, et al. Contrast-Enhanced enhanced Ultrasound ultrasound imaging of sentinel lymph nodes after peritumoral administration of sonazoid in a melanoma tumor animal model. J Ultrasound Med, 2011, 30 (4): 441-453.

453. Rubaltelli L, Beltrame V, Tregnaghi A, et al. Contrast-enhanced

ultrasound for characterizing lymph nodes with focal cortical thickening in patients with cutaneous melanoma. Am J Roentgenol, 2011, 196(1): W8-W12.

454. Yu M, Liu Q, Song HP, et al. Clinical application of contrast-enhanced ultrasonography in diagnosis of superficial lymphadenopathy. J Ultrasound Med, 2010, 29(5):735-740.

455. Catalano O, Setola SV, Vallone P, et al. Sonography for locoregional staging and follow-up of cutaneous melanoma: How we do it. J Ultrasound Med, 2010, 29(5):791-802.

456. Gali è M, DpOnofrio M, Montani M, et al. Tumor vessel compression hinders perfusion of ultrasonographic contrast agents. Neoplasia, 2005, 7 (5):528-536.

457. Ma JJ, Ding H, Xu BH, et al. Diagnostic Performances of Various Gray-Scale, Color Doppler, and Contrast-Enhanced Ultrasonography Findings in Predicting Malignant Thyroid Nodules. Thyroid, 2014, 24(2):355-363.

458. Agha A, Jung EM, Janke M, et al. Preoperative diagnosis of thyroid adenomas using high resolution contrast-enhanced ultrasound (CEUS). Clin Hemorheol Microcirc, 2013, 55(4):403-409.

459. Jiang J, Shang X, Zhang H, et al. Correlation Between Maximum Intensity and Microvessel Density for Differentiation of Malignant From Benign Thyroid Nodules on Contrast-Enhanced Sonography. J Ultrasound Med, 2014, 33(7):1257-1263.

460. Giusti M, Campomenosi C, Gay S, et al. The use of semi-quantitative ultrasound elastosonography in combination with conventional ultrasonography and contrast-enhanced ultrasonography in the assessment of malignancy risk of thyroid nodules with indeterminate cytology. Thyroid Res, 2014, 7(1):9-12.

461. Sun B, Lang L, Zhu X, et al. Accuracy of contrast-enhanced ultrasound in the identification of thyroid nodules: a meta-analysis. Int J Clin Exp Med, 2015, 8(8):12882-12889.

462. Jiang J, Shang X, Wang H, et al. Diagnostic value of contrast-enhanced ultrasound in thyroid nodules with calcification. Kaohsiung J Med Sci, 2015, 31(3):138-144.

463. 戴俊臣, 陈琴, 吴昊, 等. 涎腺多形性腺瘤常规超声及超声造影检查特征分析. 中国超声医学杂志, 2015, 31(9):769-771.

464. 苟佳梅,陈琴,周果,等.超声造影对涎腺肿块定性诊断的初步研究.中华超声影像学杂志,2013,22(2):53-56.

465. Gou JM,Chen Q,Zhou Q,et al. Quantitative diagnosis of salivary gland tumors with contrast enhanced Ultrasound-a preliminary study. Oral Surg Oral Med Oral Path Oral Radiol,2013,116(6):784-790.

466. Westerland O,Howlett D. Sonoelastography techniques in the evaluation and diagnosis of parotid neoplasms. Eur Radiol,2012,22(5):966-969.

467. 温玉明,陈润良,王昌美.腮腺多形性腺瘤腺体切除范围的病理依据.华西口腔医学杂志,2003,21(5):359-360.

468. Strohmeyer D,Rossing C,Strauss F,et al. Tumor Angiogenesis Is Associated With Progression After Radical Prostatectomy in pT2/pT3 Prostate Cancer. Prostate,2000,42(1):26-33.

469. Kay PA,Robb RA,Bostwick DG. Prostate cancer microvessels:a novel method for three-dimensional reconstruction and analysis. Prostate, 1998,37(4):270-277.

470. Aigner F,Pallwein L,Mitterberger M,et al. Contrast-enhanced ultrasonography using cadence-contrast pulse sequencing technology for targeted biopsy of the prostate. BJU Int,2009,103(4):458-463.

471. Seitz M,Gratzke C,Schlenker B,et al. Contrast-enhanced transrectal ultrasound(CE-TURS)with cadence-contrast pulse sequence(CPS) technology for the identification of prostate cancer. Urol Oncol,2009,29 (3):209-301.

472. 刘吉斌,王金锐.超声造影显像.北京:科学技术文献出版社,2010.

473. Yang JC,Tang J,Li Y,et al. Contrast-enhanced transrectal ultrasound for assessing vascularization of hypoechoic BPH nodules in the transition and peripheral zones:comparison with pathological examination. Ultrasound Med Biol,2008,34(11):1758-1764.

474. Tang J,Yang JC,Luo Y,et al. Enhancement characteristics of benign and malignant focal peripheral nodules in the peripheral zone of the prostate gland studied using contrast-enhanced transrectal ultrasound. Clin Radiol,2008,63(10):1086-1091.

475. Tang J,Yang JC,Li Y,et al. Peripheral zone hypoechoic lesions of the prostate:evaluation with contrast-enhanced gray scale transrectal ultrasonography.J Ultrasound Med,2007,26(12):1671-1679.

476. Yang JC,Tang J,Li L,et al. Contrast-enhanced gray-scale transrectalultrasound-guided prostate biopsy in men with elevated serum

PSA levels. Acad Radiology,2008,15(10):1291-1297.

477. Bai J,Yang W,Wang S,et al. The role of arrival time difference between lesion and lung with Contrast-Enhanced Ultrasound in Differential Diagnosis of Subpleural Pulmonary lesions.J Ultrasound Med,2016,35(7):1523-1532.

478. Hong-xia Z,Wen H,Ling-gang C,et al. A new method for discriminating between bronchial and pulmonary arterial phases using contrast-enhanced ultrasound.Ultrasound Med Biol,2016,42(7):1441-1449.

479. Görg C,Seifart U,Görg K,et al. Color Doppler sonographic mapping of pulmonary lesions:evidence of dual arterial supply by spectral analysis. J Ultrasound Med,2003,22(10):1033-1039.

480. Civardi G,Fornari F,Cavanna L,et al. Vascular signals from pleura-based lung lesions studied with pulsed Doppler ultrasonography. J Clin Ultrasound,1993,21(9):617-622.

481. Sperandeo M,Sperandeo G,Varriale A,et al. Contrast-enhanced ultrasound(CEUS)for the study of peripheral lung lesions:a preliminary study. Ultrasound Med Biol,2006,32(10):1467-1472.

482. Caremani M,Benci A,Lapini L,et al. Contrast enhanced ultrasonography(CEUS)in peripheral lung lesions:A study of 60 cases. J Ultrasound,2008,11(3):89-96.

483. Wen Q,Huang PT,Pan MQ,et al.The value of arrival time in differential diagnosis of peripheral pulmonary lesions. Chin J Ultrasonogram,2013,22:271-272.

484. 王淞,杨薇,严昆,等.新型超声造影微血管灌注模式对周围型肺占位的鉴别诊断.中华超声影像学杂志,2014,23(5):408-413.

485. 陈利民,陈蓓蕾,贺军,等.超声造影对肺外周型感染性病变的鉴别价值.中华超声影像学杂志,2012,21(9):824-825.

486. Görg C. Transcutaneous contrast-enhanced sonography of pleural-based pulmonary lesions. Eur J Radiol,2007,64(2):213-221.

487. 成晔,何文,项东英,等.周围型肺肿瘤超声造影表现的初步探讨.中华超声影像学杂志,2012,21(11):1004-1005.

488. 项东英,何文,宁彬,等.周围型肺肿瘤超声造影的初步应用研究.中华超声影像学杂志,2008,17(3):243-246.

489. Görg C,Bert T,Görg K. Contrast-enhanced sonography for differential diagnosis of pleurisy and focal pleural lesions of unknown cause. Chest,

2005,128(6):3894-3899.

490. 罗志艳,刘学明,闻卿,等.超声造影对肺癌增强类型的初步研究.中华超声影像学杂志,2008,17(8):690-693.

491. Wang S,Yang W,Fu JJ,et al. Microflow imaging of contrast-enhanced ultrasound for evaluation of neovascularization in peripheral lung cancer. Medicine(Baltimore),2016,95(32):e4361.

492. 王淞,杨薇,付静静,等.前纵隔占位的超声及超声造影灌注特征探讨.中华超声影像学杂志,2016,25(4):300-304.

493. 付静静,王淞,杨薇,等.超声造影提高前中纵隔穿刺活检准确率的应用价值.中国超声医学杂志,2016,32(7):612-615.

494. Schlottmann K,Klebl F,Zorger N,et al. Contrast-enhanced ultrasound allows for interventions of hepatic lesions which are invisible on convential B-mode. Z Gastroenterol,2004,42(4):303-310.

495. Nolsøe C,Lorentzen T,Skjoldbye B,et al. The basics of interventional ultrasound. Ultraschall Med,2007,28(3):248-263.

496. Bang N,Bachmann Nielsen M,Vejborg I,et al. Clinical report:contrast enhancement of tumor perfusion as a guidance for biopsy. Eur J Ultrasound,2000,12(2):159-161.

497. Yoon SH Lee KH,Kim SY,et al. Real-time contrast-enhanced ultrasound-guided biopsy of focal hepatic lesions not localised on B-mode ultrasound. Eur Radiol,2010,20(8):2047-2056.

498. Sparchez Z.,Radu P,Zaharia T,et al. Usefulness of contrast enhanced ultrasound guidance in percutaneous biopsies of liver tumors. J Gastrointestin Liver Dis,2011,20(2):191-196.

499. Krücker J,Xu S,Venkatesan A,et al. Clinical utility of real-time fusion guidance for biopsy and ablation. J Vasc IntervRadiol,2011,22(4):515-524.

500. Rockey DC,Caldwell SH,Goodman ZD,et al. Liver biopsy. Hepatology,2009,49(3):1017-1044.

501. Lorentzen T,Skjoldbye B,Nolsoe C. Microwave ablation of liver metastases guided by contrast-enhanced ultrasound:experience with 125 metastases in 39 patients. Ultraschall Med,2011,32(5):492-496.

502. Liu F,Yu X,Liang P,et al. Contrast-enhanced ultrasound-guided microwave ablation for hepatocellular carcinoma inconspicuous on conventional ultrasound. Int J Hyperthermia,2011,27(6):555-562.

503. Lu MD,Yu XL,Li AH,et al. Comparison of contrast enhanced

ultrasound and contrast enhanced CT or MRI in monitoring percutaneous thermal ablation procedure in patients with hepatocellular carcinoma: a multi-center study in China. Ultrasound Med Biol, 2007, 33(11): 1736-1749.

504. Frieser M, Kiesel J, Lindner A, et al. Efficacy of contrast-enhanced US versus CT or MRI for the therapeutic control of percutaneous radiofrequency ablation in the case of hepatic malignancies. Ultraschall Med, 2011, 32(2): 148-153.

505. 经翔, 丁建民, 王彦冬, 等. 超声造影在肝癌射频消融治疗中的临床价值. 中国超声医学杂志, 2010, 26(8): 734-737.

506. Wang Y, Jing X, Ding J. Clinical Value of Dynamic 3-Dimensional Contrast-enhanced Ultrasound Imaging for the Assessment of Hepatocellular Carcinoma Ablation. Clin Imaging, 2016, 40(3): 402-406.

507. 丁建民, 经翔, 王彦冬, 等. 超声造影在肝细胞肝癌射频治疗中的应用. 中国介入影像与治疗学, 2011, 8(1): 1-4.

508. Xia Y, Kudo M, Minami Y, et al. Response evaluation of transcatheter arterial chemoembolization in hepatocellular carcinomas: the usefulness of sonazoid-enhanced harmonic sonography. Oncology, 2008, 75(Suppl 1): 99-105.

509. Catalano O, Cusati B, Nunziata A, et al. Active abdominal bleeding: contrast-enhanced sonography. Abdom imaging, 2006, 31(1): 9-16.

510. Tang Y, Qian NS, Luo W, et al. Percutaneous injection of hemostatic agents for active liver hemorrhage. Hepatobiliary Pancreat Dis Int, 2010, 9(4): 402-408.

511. Ignee A, Jenssen C, Cui XW, et al. Intracavitary contrast-enhanced ultrasound in abscess drainage-feasibility and clinical value. Scandinavian journal of gastroenterology, 2016, 51(1): 41-47.

512. Spârchez Z, Radu P, Zaharie F, et al. Percutaneous treatment of symptomatic non-parasitic hepatic cysts. Initial experience with single-session sclerotherapy with polidocanol. Med Ultrason, 2014, 16(3): 222-228.

513. 周路遥, 谢晓燕, 徐辉雄, 等. 胆管超声造影的临床价值初探. 中华超声影像学杂志, 2008, 17(9): 763-767.

514. 张艳玲, 许尔蛟, 郑荣琴, 等. 经皮二维胆道超声造影的临床应用. 中国医学影像技术, 2011, 27(6): 1205-1208.

515. 郭欢仪,许尔蛟,郑荣琴,等.瘘道经引流管超声造影表现的初步研究.中国超声医学杂志,2014,30(4):376-379.

516. 李凯,袁树芳,郑荣琴,等.虚拟导航超声造影定位检出肝脏局灶性病变的价值.中华医学超声杂志(电子版),2011,8(3):571-576.

517. Kisaka Y,Hirooka M,Koizumi Y,et al. Contrast-enhanced sonography with abdominal virtual sonography in monitoring radiofrequency ablation of hepatocellular carcinoma. J Clin Ultrasound,2010,38(3):138-144.

518. 经翔.融合影像与磁导航技术在肝癌局部消融中的应用.中华医学超声杂志(电子版),2012,9(8):28-31.

519. Soliman OI,Geleijnse ML,Meijboom FJ,et al. The use of contrast echocardiography for the detection of cardiac shunts. Eur J Echocardiogr,2007,8(3):s2-s12.

520. Senior R,Becher H,Monaghan M,et al. Contrast echocardiography:evidence-based recommendations by European Association of Echocardiography. Eur J Echocardiogr,2009,10(2):194-212.

521. Porter TR,Abdelmoneim S,Belcik JT,et al. Guidelines for the cardiac sonographer in the performance of contrast echocardiography:a focused update from the American Society of Echocardiography. J Am Soc Echocadiogr,2014,27(8):797-810.

522. Feinstein S B,Cheirif J,Ten Cate FJ,et al. Safety and efficacy of a new transpulmonary ultrasound contrast agent:initial multicenter clinical results. J Am Coll Cardiol,1990,16(2):316-324.

523. Silvestry FE,Cohen MS,Armsby LB,et al. Guidelines for the Echocardiographic Assessment of Atrial Septal Defect and Patent Foramen Ovale:From the American Society of Echocardiography and Society for Cardiac Angiography and Interventions. J Am Soc Echocadiogr,2015,28(8):910-958.

524. Raisinghani A,Wei KS,Crouse L,et al. Myocardial contrast echocardiography(MCE)with triggered ultrasound does not cause premature ventricular complexes:evidence from PB127 MCE studies. J Am Soc Echocadiogr,2003,16(10):1037-1042.

525. Kronik G,Mösslacher H. Positive contrast echocardiography in patients with patent foramen ovale and normal right heart hemodynamics. Am J Cardiol,1982,49(7):1806-1809.

526. Velthuis S,Buscarini E,Gossage JR,et al. Clinical implications of pulmonary shunting on saline contrast echocardiography. J Am Soc

Echocadiogr, 2015, 28(3): 255-263.

527. 李越, 刘若卓, 翟亚楠, 等. 健康志愿者右心声学造影结果的初步分析. 中华医学超声杂志(电子版), 2014, 11(2): 37-43.

528. Marriott K, Manins V, Forshaw A, et al. Detection of right-to-left atrial communication using agitated saline contrast imaging: experience with 1162 patients and recommendations for echocardiography. J Am Soc Echocadiogr, 2013, 26(1): 96-102.

529. Jeon DS, Luo H, Iwami T, et al. The usefulness of a 10% air-10% blood-80% saline mixture for contrast echocardiography: Doppler measurement of pulmonary artery systolic pressure. J Am Coll Cardiol, 2002, 39(1): 124-129.

530. 李越, 翟亚楠, 魏丽群, 等. 经食管与经胸超声心动图造影检出卵圆孔未闭右向左分流效果比较. 中华医学超声杂志(电子版), 2013, 10(11): 44-48.

531. Bommer W J, Shah P M, Allen H, et al. The safety of contrast echocardiography: report of the Committee on Contrast Echocardiography for the American Society of Echocardiography. J Am Coll Cardiol, 1984, 3(1): 6-13.

532. Parker J M, Weller M W, Feinstein L M, et al. Safety of ultrasound contrast agents in patients with known or suspected cardiac shunts. Am J Cardiol, 2013, 112(7): 1039-1045.

533. Modonesi E, Balbi M, Bezante GP. Limitations and potential clinical application on contrast echocardiography. Curr Cardiol Rev, 2010, 6(1): 24-30.

534. Crouse LJ, Cheirif J, Hanly DE, et al. Opacification and border delineation improvement in patients with suboptimal endocardial border definition in routine echocardiography: results of the Phase III Albunex Multicenter Trial. J Am Coll Cardiol, 1993, 22(5): 1494-1500.

535. Hoffmann R, Barletta G, von Bardeleben S, et al. Analysis of left ventricular volumes and function: a multicenter comparison of cardiac magnetic resonance imaging, cine ventriculography, and unenhanced and contrast-enhanced two-dimensional and three-dimensional echocardiography. J Am Soc Echocadiogr, 2014, 27: 292-301.

536. Sicari R, Nihoyannopoulos P, Evangelista A, et al. Stress echocardiography expert consensus statement. Eur Heart J Cardiovasc Imaging, 2008, 9(4): 415-437.

537. Lang RM, Badano LP, Mor-Avi V, et al. Recommendations for cardiac chamber quantification by echocardiography in adults: an update from the American Society of Echocardiography and the European Association of Cardiovascular Imaging. J Am Soc Echocadiogr, 2015, 28 (1): 1-39.

538. Kurt M, Shaikh KA, Peterson L, et al. Impact of contrast echocardiography on evaluation of ventricular function and clinical management in a large prospective cohort. J Am Coll Cardiol, 2009, 53 (9): 802-810.

539. Fernandes DR, Tsutsui JM, Bocchi EA, et al. Qualitative and quantitative real time myocardial contrast echocardiography for detecting hibernating myocardium. Echocardiography, 2011, 28 (3): 342-349.

540. Rickes S, Uhle C, Kahl S, et al. Echo enhanced ultrasound: A new valid initial imaging approach for severe acute pancreatitis. Gut, 2006, 55 (1): 74-78.

541. Saric M, Armour AC, Arnaout MS, et al. Guidelines for the Use of Echocardiography in the Evaluation of a Cardiac Source of Embolism. J Am Soc Echocadiogr, 2016, 29 (1): 1-42.

542. Marwick TH. The role of echocardiography in heart failure. Journal of Nuclear Medicine, 2015, 56 (Suppl 4): 31S-38S.

543. Yong Y, Wu D, Fernandes V, et al. Diagnostic accuracy and cost-effectiveness of contrast echocardiography on evaluation of cardiac function in technically very difficult patients in the intensive care unit. Am J Cardiol, 2002, 89 (6): 711-718.

544. Plana JC, Mikati IA, Dokainish H, et al. A randomized cross-over study for evaluation of the effect of image optimization with contrast on the diagnostic accuracy of dobutamine echocardiography in coronary artery disease: the OPTIMIZE trial. JACC Cardiovasc Imaging, 2008, 1 (2): 145-152.

545. 申斌, 郭燕丽, 朱平, 等. 左心腔声学造影在评估冠心病患者室壁节段运动异常中的应用价值. 第三军医大学学报, 2015, 37 (24): 2459-2463.

546. Frischknecht BS, Attenhofer Jost CH, Oechslin EN, et al. Validation of noncompaction criteria in dilated cardiomyopathy, and valvular and hypertensive heart disease. J Am Soc Echocadiogr, 2005, 18 (8): 865-872.

547. Lepper W, Shivalkar B, Rinkevich D, et al. Assessment of the vascularity

of a left ventricular mass using myocardial contrast echocardiography. J Am Soc Echocadiogr, 2002, 15(11): 1419-1422.

548. Tong KL, Kaul S, Wang XQ, et al. Myocardial contrast echocardiography versus Thrombolysis In Myocardial Infarction score in patients presenting to the emergency department with chest pain and a nondiagnostic electrocardiogram. J Am Coll Cardiol, 2005, 46(5): 920-927.

549. Kirkpatrick J N, Wong T, Bednarz J E, et al. Differential diagnosis of cardiac masses using contrast echocardiographic perfusion imaging. J Am Coll Cardiol, 2004, 43(8): 1412-1419.

550. Gopal AS, Stathopoulos JA, Arora N, et al. Differential diagnosis of intracavitary tumors obstructing the right ventricular outflow tract. J Am Soc Echocadiogr, 2001, 14(9): 937-940.

551. Grewe PH, M ü gge A, Germing A, et al. Occlusion of pseudoaneurysms using human or bovine thrombin using contrast-enhanced ultrasound guidance.Am J Cardiol, 2004, 93(12): 1540-1542.

552. Nagueh SF, Lakkis NM, He ZX, et al. Role of myocardial contrast echocardiography during nonsurgical septal reduction therapy for hypertrophic obstructive cardiomyopathy. J Am Coll Cardiol, 1998, 32(1): 225-229.

553. Yuan L, Xie M, Cheng TO, et al. Left ventricular noncompaction associated with hypertrophic cardiomyopathy: echocardiographic diagnosis and genetic analysis of a new pedigree in China. Int J Cardiol, 2014, 174(2): 249-259.

554. Weinsaft JW, Kim RJ, Ross M, et al. Contrast-enhanced anatomic imaging as compared to contrast-enhanced tissue characterization for detection of left ventricular thrombus. JACC: Cardiovascular Imaging, 2009, 2(8): 969-979.

555. Abdelmoneim SS, Bernier M, Dhoble A, et al. Assessment of the vascularity of a left atrial mass using myocardial perfusion contrast echocardiography. Echocardiography, 2008, 25(5): 517-520.

556. Goldman JH, Foster E. Transesophageal echocardiographic (TEE) evaluation of intracardiac and pericardial masses. Cardiol clin, 2000, 18(14): 849-860.

557. Thanigaraj S, Péerez JE. Diagnosis of cardiac rupture with the use of contrast-enhanced echocardiography. J Am Soc Echocardiogr, 2000, 13

(9):862-865.

558. Pellikka PA, Roger VL, Oh JK, et al. Stress echocardiography. Part Ⅱ. Dobutamine stress echocardiography: techniques, implementation, clinical applications, and correlations. Mayo Clin Proc, 1995, 70(1):16-27.

559. Roger VL, Pellikka PA, Oh JK, et al. Stress echocardiography. Part I. Exercise echocardiography: techniques, implementation, clinical applications, and correlations. Mayo Clin Proc, 1995, 70(1):5-15.

560. Severi S, Picano E, Michelassi C, et al. Diagnostic and prognostic value of dipyridamole echocardiography in patients with suspected coronary artery disease. Comparison with exercise electrocardiography. Circulation, 1994, 89(3):1160-1173.

561. McCully RB, Roger VL, Mahoney DW, et al. Outcome after normal exercise echocardiography and predictors of subsequent cardiac events: follow-up of 1,325 patients. J Am Coll Cardiol, 1998, 31(1):144-149.

562. Chuah SC, Pellikka PA, Roger VL, et al. Role of dobutamine stress echocardiography in predicting outcome in 860 patients with known or suspected coronary artery disease. Circulation, 1998, 97(15):1474-1480.

563. Timperley J, Mitchell AR, Thibault H, et al. Safety of contrast dobutamine stress echocardiography: a single center experience. J Am Soc Echocardiogr, 2005, 18(2):163-167.

564. Tsutsui JM, Elhendy A, Xie F, et al. Safety of dobutamine stress real-time myocardial contrast echocardiography. J Am Coll Cardiol, 2005, 45(8):1235-1242.

565. Aggeli C, Giannopoulos G, Roussakis G, et al. Safety of myocardial flash-contrast echocardiography in combination with dobutamine stress testing for the detection of ischaemia in 5250 studies. Heart, 2008, 94(12):1571-1577.

566. Krenning BJ, Nemes A, Soliman OI, et al. Contrast-enhanced three-dimensional dobutamine stress echocardiography: between Scylla and Charybdis? Eur Heart J Cardiovasc Imaging, 2008, 9(6):757-760.

567. Gaibazzi N, Reverberi C, Lorenzoni V, et al. Prognostic value of high-dose dipyridamole stress myocardial contrast perfusion echocardiography. Circulation, 2012, 126(10):1217-1224.

568. Tsutsui JM, Elhendy A, Anderson JR, et al. Prognostic value of

dobutamine stress myocardial contrast perfusion echocardiography. Circulation,2005,112(10):1444-1450.

569. Kaul S,Senior R,Firschke C,et al. Incremental value of cardiac imaging in patients presenting to the emergency department with chest pain and without ST-segment elevation:a multicenter study. Am Heart J,2004, 148(1):129-136.

570. Jeetley P,Burden L,Greaves K,et al. Prognostic value of myocardial contrast echocardiography in patients presenting to hospital with acute chest pain and negative troponin. Am J Cardiol,2007,99(10):1369-1373.

571. Hayat SA,Senior R. Myocardial contrast echocardiography in ST elevation myocardial infarction:ready for prime time? Eur Heart J, 2008,29(3):299-314.

572. Reilly JP,Tunick PA,Timmermans RJ,et al. Contrast echocardiography clarifies uninterpretable wall motion in intensive care unit patients. J Am Coll Cardiol,2000,35(2):485-490.

573. Faber L,Ziemssen P,Seggewiss H. Targeting percutaneous transluminal septal ablation for hypertrophic obstructive cardiomyopathy by intraprocedural echocardiographic monitoring. J Am Soc Echocardiogr, 2000,13(12):1074-1079.

574. 成官迅,余梦菊,张稳柱,等. 急性心肌梗塞后心肌血流的 MCE 与 MRI 实验研究. 中国医学影像技术,2002,18(8):733-736.

575. Rinkevich D,Kaul S,Wang XQ,et al. Regional left ventricular perfusion and function in patients presenting to the emergency department with chest pain and no ST-segment elevation. Eur Heart J,2005,26(16):1606-1611.

576. Lee TH,Rouan GW,Weisberg MC,et al. Clinical characteristics and natural history of patients with acute myocardial infarction sent home from the emergency room. Am J Cardiol,1987,60(4):219-224.

577. Daniel GK,Chawla MK,Sawada SG,et al. Echocardiographic imaging of technically difficult patients in the intensive care unit:use of optison in combination with fundamental and harmonic imaging. J Am Soc Echocardiogr,2001,14(9):917-920.

578. Wei K,Main ML,Lang RM,et al. The effect of Definity on systemic and pulmonary hemodynamics in patients. J Am Soc Echocardiogr,2012,25(5):584-588.

579. Main ML, Ryan AC, Davis TE, et al. Acute mortality in hospitalized patients undergoing echocardiography with and without an ultrasound contrast agent (multicenter registry results in 4,300,966 consecutive patients). Am J Cardiol, 2008, 102 (12): 1742-1746.

580. Wever-Pinzon O, Suma V, Ahuja A, et al. Safety of echocardiographic contrast in hospitalized patients with pulmonary hypertension: a multi-center study. Eur Heart J Cardiovasc Imaging, 2012, 13 (10): 857-862.

缩略词

AAA	abdominal aortic aneurysm	腹主动脉瘤
AFSUMB	Asian Federation of Societies for Ultrasound in Medicine and Biology	亚洲生物医学超声联合会
AIUM	American Institute of Ultrasound in Medicine	美国超声医学学会
ASUM	Australasian Society for Ultrasound in Medicine	澳大利亚超声医学协会
AUC	area under the curve	曲线下面积
AUWI	area under the wash in	灌注面积
AUWO	area under the wash out	廓清面积
CCC	cholangio cellular carcinoma	胆管细胞癌
CE	contrast enhanced	造影增强
CECT	contrast enhanced computed tomography	增强计算机断层扫描
CE-EUS	contrast enhanced endoscopic ultrasound	内镜超声造影
CEMRI	contrast enhanced magnetic resonance imaging	增强磁共振成像
CE-TCCS	contrast enhanced transcranial color-coded duplex sonography	经颅双工彩色编码超声造影
CEUS	contrast enhanced ultrasound	超声造影
CT	computed tomography	计算机断层扫描
DCE-US	dynamic contrast enhanced ultrasound	动态超声造影
ECG	electrocardiogram	心电图
EFSUMB	European Federation of Societies for Ultrasound in Medicine and Biology	欧洲超声与生物医学联合会
EUS	endoscopic ultrasound	内镜超声

FLL	focal liver lesion(s)	肝脏局灶性病变
FNH	focal nodular hyperplasia	局灶性结节性增生
GIST	gastrointestinal stromal tumor	胃肠道间质瘤
HA	hepatic artery	肝动脉
HCA	hepatocellular adenoma	肝细胞腺瘤
HCC	hepatocellular carcinoma	肝细胞肝癌
ICU	intensive care unit	重症监护室
ICUS	International Contrast Ultrasound Society	国际超声造影协会
IO-CEUS	intraoperative contrast enhanced ultrasound	术中超声造影
IOUS	intraoperative ultrasound	术中超声
IVC	inferior vena cava	下腔静脉
MI	mechanical index	机械指数
MRI	magnetic resonance imaging	磁共振
MTT	mean transit time(TIC parameter)	平均渡越时间
NSF	nephrogenic systemic fibrosis	肾脏系统纤维化
RECIST	Response Evaluation Criteria In Solid Tumors	实体瘤疗效评价标准
PET	positron emission tomography	正电子发射型计算机断层显像
PI	peak intensity	峰值强度
PV	portal vein	门静脉
RF	radio-frequency	射频
RI	resistance index	阻力指数
ROI	region of interest	感兴趣区域
SPIO	superparamagnetic iron oxide	超顺磁性氧化铁
SWI	slope of the wash in(TIC parameter)	上升支斜率
TIC	time intensity curve(s)	时间 - 强度曲线
TPI	time to peak intensity(TIC parameter)	达峰时间
UCA	ultrasound contrast agent(s)	超声造影剂
US	ultrasound or ultrasonography	超声

USA-FDA	United States of America Food and Drug Administration	美国食品药品管理局
VUR	vesicoureteral reflux	膀胱输尿管反流
WFUMB	World Federation for Ultrasound in Medicine and Biology	世界超声医学与生物医学联合会
WHO	World Health Organization	世界卫生组织

附录

《超声造影临床应用指南》(2013 年)
编写委员会

组　长　吕明德

副组长　吕发勤　刘吉斌　郑荣琴　胡　兵　姜玉新
　　　　　徐辉雄　唐　杰　谢晓燕　戴　晴

秘书组　刘广健　温朝阳

组　员　(按姓氏笔划排序)
　　　　丁　红　上海复旦大学中山医院
　　　　于晓玲　中国人民解放军总医院
　　　　王文平　中海复旦大学中山医院
　　　　王莎莎　广州军区广州总医院
　　　　文艳玲　中山大学附属第六医院
　　　　申　锷　上海交通大学附属第六人民医院
　　　　吕　珂　北京协和医院
　　　　吕发勤　中国人民解放军总医院
　　　　吕明德　中山大学附属第一医院
　　　　刘　政　重庆新桥医院
　　　　刘　赫　北京协和医院
　　　　刘广健　中山大学附属第一医院
　　　　刘吉斌　美国 Thomas Jefferson 大学医院超声研究所
　　　　汤　雨　第四军医大学西京医院
　　　　严　昆　北京大学临床肿瘤学院北京肿瘤医院
　　　　杜联芳　上海市第一人民医院
　　　　李　佳　上海交通大学附属第六人民医院
　　　　李　锐　第三军医大学西南医院

李叶阔　广州军区广州总医院

杨　斌　南京军区总医院

张　丹　首都医科大学附属复兴医院

张　波　北京协和医院

张　晶　中国人民解放军总医院

张　璟　北京协和医院

张新玲　中山大学附属第三医院

陈亚青　上海新华医院

陈敏华　北京大学临床肿瘤学院北京肿瘤医院

罗葆明　中山大学附属第二医院

罗渝昆　中国人民解放军总医院

周晓东　第四军医大学西京医院

郑荣琴　中山大学附属第三医院

胡　兵　上海交通大学附属第六人民医院

姜玉新　北京协和医院

费　翔　中国人民解放军总医院

姚克纯　中国人民解放军空军总医院

钱林学　首都医科大学附属北京友谊医院

徐作峰　中山大学附属第一医院

徐辉雄　同济大学附属第十人民医院

唐　杰　中国人民解放军总医院

唐少珊　中国医科大学附属盛京医院

梁　彤　广州中医药大学附属佛山市中医院

梁峭嵘　广州中医药大学附属佛山市中医院

董宝玮　中国人民解放军总医院

温朝阳　中国人民解放军 304 医院

谢晓燕　中山大学附属第一医院

戴　晴　北京协和医院

中国医师协会超声医师分会指南丛书

中国浅表器官超声检查指南

中国妇科超声检查指南

中国肌骨超声检查指南

中国超声造影临床应用指南

中国介入超声临床应用指南

策划编辑　鲁志强

责任编辑　贾艾莎

封面设计　周天驰

版式设计　白亚萍

人卫智网
www.ipmph.com
医学教育、学术、考试、健康,
购书智慧智能综合服务平台

人卫官网
www.pmph.com
人卫官方资讯发布平台

关 注 人 卫 健 康
提 升 健 康 素 养

ISBN 978-7-117-24246-2

9 787117 242462 >

定 价：40.00 元